ナースが書いた

看護に活かせる

血液ガス

ノート

CO₂

pH

O₂

著 **春名純平**

医学監修 **升田好樹**

照林社

はじめに

　この本は、看護師のみなさんが血液ガスを知って、それを目の前の患者さんのケアに活かしてもらうために書いたものです。

　多くの看護師は、血液ガス分析と聞くと、目を背けてしまいたくなると思います。

　「$PaCO_2$？　PaO_2？　アシドーシス？　聞いたことはあるけれど難しそう」「一般病棟ではあまり使わないし、とりあえず、医師が血液ガス分析の結果を見て指示をくれるから自分は考えなくてもいい」と思っている方もいるかもしれません。

　私も救命病棟に配属されるまでは、血液ガス分析という検査もよく知らなかった看護師です。それから約15年、私は毎日のように血液ガス分析にふれてきました。結論から言うと、血液ガス分析は読むポイントさえわかれば簡単に理解できます。

　血液ガス分析を理解することによって、患者さんに対するアセスメントの幅は大きく広がります。大袈裟な話ではなく、患者さんの異常を予測することが可能となり、患者さんの重症化を予防することができる、臨床で非常に重要な情報を提供してくれる検査の１つだと思います。

　本書では、一般病棟やICUで働きはじめた看護師から新人指導にあたるベテラン看護師に向けて、血液ガス分析の読み方について解説します。

　本書を読んで、血液ガス分析から得られる情報を理解することにより、重症化を防ぐことができたり、患者さんへのよりよいケアを考えるための一助になれば幸いです。

2023年２月

春名純平

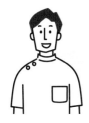

春名 純平
Junpei Haruna

札幌医科大学附属病院
ICU病棟 急性・重症患者看護専門看護師

中学3年生のとき、祖父の入院をきっかけに看護師になることを志し、看護学校に入学。当時、看護士学生は超マイノリティーな存在だったが、周りの助けによって充実した学校生活を送る。

2003年4月 　札幌医科大学附属病院 第1外科（消化器外科）に入職
希望であった急性期病棟に配属され、周術期やがん医療に携わる。

2008年4月 　同院高度救命救急センターに異動
元々興味のあった救急医療の領域へ足を踏み入れる。急性期の看護の楽しさを感じ、もっと急性期看護を深めるために大学院進学を考えはじめる。

2013年4月 　札幌医科大学大学院保健医療学研究科看護学専攻
クリティカルケア看護分野 入学
急性期看護をあらためて学び、看護の奥深さを感じる。文章の書き方やプレゼンの方法、研究などを一から学び、充実した日々を送る。

2015年 　急性・重症患者看護専門看護師 取得

2016年 　札幌医科大学附属病院ICU病棟に異動
研究や学会活動などを通じて、臨床と研究をつなげる楽しさを学ぶ。

2019年 　札幌医科大学大学院医学研究科博士課程生体防御医学領域
生体機能制御医学 入学
臨床研究を学ぶために医学系大学院博士課程に入学。大学院の活動を通じて、日本全国の多くの著名な研究者たちに出会い、刺激を受け、臨床と研究活動を頑張る日々。
今後は教育や研究で社会貢献ができればと思っています。

医学監修

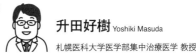

升田好樹 Yoshiki Masuda
札幌医科大学医学部集中治療医学 教授

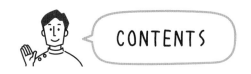

CONTENTS

PART 3 血液ガス分析でわかる 電解質 ⋯⋯⋯⋯⋯⋯ 79

- 本書で紹介している検査・治療・ケア方法などの解説は、著者が臨床例をもとに展開しています。実践により得られた方法を普遍化すべく努力しておりますが、万一本書の記載内容によって不測の事故等が起こった場合、著者、出版社はその責を負いかねますことをご了承ください。
- 本書に記載している情報は2023年1月時点のものです。薬剤の使用や治療等については、常に添付文書および最新のガイドラインなどをご確認ください。

装丁・本文デザイン・DTP・イラスト：熊アート

血液ガス分析って何だろう？

血液ガス分析とは一体何でしょうか。

「血液（blood）」は血液の中のという意味で、通常、動脈血のことを示しています。

「ガス（gas）」は血液中に含まれる気体のことを示しています。

「分析（analysis）」は、呼吸や酸塩基平衡、電解質の情報を素早く提供する、ということを示しています。

Blood
血液
通常、動脈血のこと

Gas
ガス
血液の中に含まれる
気体を測定するから
「ガス」

Analysis
分析
呼吸、酸塩基平衡、
電解質の情報を
素早く提供する

血液ガスから得られる情報は、大きく分けて3つあります。

❶ 呼吸状態に関する情報
❷ 酸塩基平衡に関する情報
❸ 電解質に関する情報

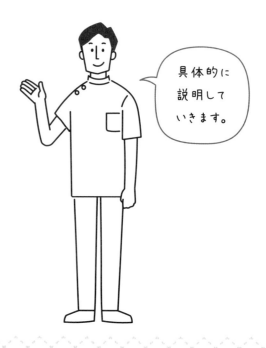

具体的に
説明して
いきます。

呼吸と酸塩基平衡はどの血液ガス分析でも得られる情報です。さらにオプション機能として電解質の情報を得ることができます。本書では、呼吸や酸塩基平衡に加えて電解質に関する考え方についても説明したいと思います。

血液ガスから得られる情報❶ 呼吸状態に関する情報

　呼吸状態に関する情報とは、簡単にいうと「酸素」と「二酸化炭素」のことを示しています。

- 酸素（O_2）はガス交換がうまく機能しているのか？ ➡換気血流比や拡散能力を評価
- 二酸化炭素（CO_2）は換気がうまく機能しているのか？ ➡呼吸数や肺胞換気量を評価

　これらの能力のどこに障害があるのかを見つけるのです。

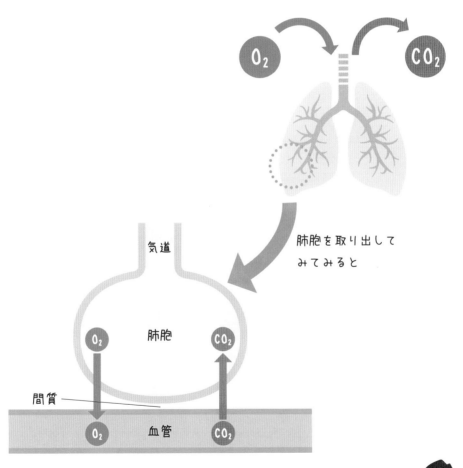

肺胞を取り出して
みてみると

気道

肺胞

間質

血管

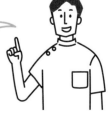

「呼吸状態に関する情報」については
PART1 で詳しく説明します。

血液ガスから得られる情報❷ 酸塩基平衡に関する情報

　酸塩基平衡とは、酸性とアルカリ性のバランスを保とうとする体のしくみですが、酸の代表的なものとしては、二酸化炭素があります。塩基の代表的なものとして重炭酸イオンがあります。主に、「体内の酸の排泄ができているのか？」など、酸と塩基のバランスを評価することができます。

　ここで活躍する臓器は「腎臓」と「肺」です。

　腎臓では主に水素イオンの排泄や重炭酸イオンの調節を行い、「酸」を中和する力を調節しています。肺では酸である「水素イオンや二酸化炭素」を排泄します。

　腎臓と肺の状態を血液ガス分析で簡単に評価することができます。

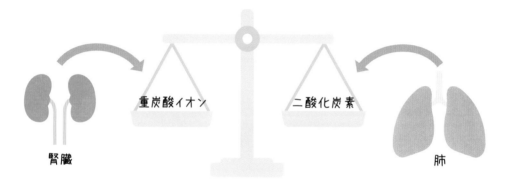

腎臓で「水素イオンの排泄と
重炭酸イオンの調節」

肺で「二酸化炭素の調節」

　私たちの体は、pHをいかに正常にするかという調節が行われています。酸性に傾く場合、酸が過剰にできてしまうか、酸の排泄がうまくいかなくなるという大きな2つの要因があります。酸の排泄は腎障害や呼吸不全があるとうまくいかなくなります。

「酸塩基平衡に関する情報」に
ついては　PART2　で詳しく説明します。

血液ガスから得られる情報❸ 電解質に関する情報

電解質とは、水などの溶媒に溶解した際に、陽イオンと陰イオンに電離する物質のことです。電解質には、ナトリウムイオン(Na^+)、カリウムイオン(K^+)、クロールイオン(Cl^-)、カルシウムイオン(Ca^{2+})などがあります。

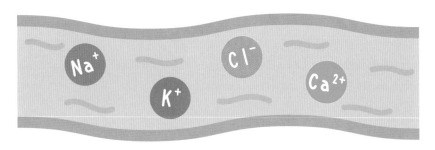

これらは身体機能の維持、生命活動に不可欠で、体の中で一定に保たれています。しかし、何らかの理由でこのバランスが崩れてしまうことがあります。これを電解質異常といい、さまざまな症状をきたします。血液ガス分析では、この電解質の情報を評価することができます。

私たち人間の体は、細胞1つ1つがしっかりと動くためのバランスを、肺と腎臓が調整しています。体の細胞がうまく動くようにバランスが取れているのかな？　ということを調べるために、血液ガス分析がとても重宝されるのです。

「電解質に関する情報」については　PART3　で詳しく説明します。

血液ガス分析は、これらの3つの情報が、比較的簡便に、そして、早く結果がみられるのです。

この本では、いろいろな数字が出てきますが、コツをつかめば簡単に血液ガス分析を読むことができます。看護師が理解しておくべき血液ガス分析の知識として、①呼吸状態、②酸塩基平衡、③電解質の3つのパートに分けて説明していきます。

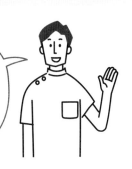

〈血液ガス分析〉ではこんな情報が得られます！

　以下に示したのは、実際の血液ガス分析の結果です。これだけ多くの情報が2分程度で評価できます。

これらの情報の解釈について、これから順番に説明していきます。この本を読み終わったときには、この結果を理解することができていると思います。

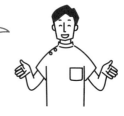

血液ガス	pH	7.396	[7.350−7.450]	酸塩基平衡の情報
	pCO_2	33.1mmHg	[32.0−48.0]	
	pO_2	102mmHg	[83.0−108]	呼吸状態の情報
電解質	cK^+	3.4mmol/L		
	cNa^+	141mmol/L		
	cCa^{2+}	1.05mmol/L		電解質の情報
	cCa^{2+} (7.4) , c	1.05mmol/L		
	cCl^-	110mmol/L		
オキシメトリ ↓	ctHb	9.6g/dL	[12.0−17.5]	
	Hct,c	29.6%		
↑	sO_2	99.2%	[95.0−99.0]	
	FO_2Hb	96.9%		
	FHHb	0.8%		
↑	FMetHb	1.0%	[0.2−0.6]	
	FCOHb	1.3%		
代謝項目	cGlu	174mg/dL		
	cLac	9 mg/dL		
	ctBil	4.1mg/dL		
酸塩基平衡	ABE,c	−3.9mmol/L		
	SBE,c	−4.2mmol/L		
	$cHCO_3^-$ (P) , c	19.9mmol/L		酸塩基平衡の情報
	$cHCO_3^-$ (P,st) ,c	21.2mmol/L		
	$ctCO_2$ (P) ,c	46.8Vol%		
	ctO_2,c	13.2Vol%		
計算値	pO_2 (A-a,T) ,c	8.0mmHg		
	FShunt (T) ,e	−2.2%		
	P50 (T) ,e	26.01mmHg		
	AnionGap,K^+,c	14.8mmol/L		

※ここで掲載した数値は実際の検査データの一部であり、基準値ではありません。

PART

1

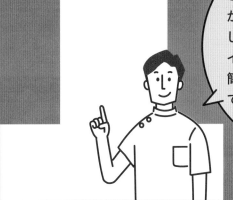

これから血液ガス分析でわかる呼吸状態について説明していきます。見るべきポイントさえおさえておけば簡単です。ゆっくり理解していきましょう。

血液ガス分析でわかる

呼吸状態

1 血液ガスの表記の決まりごとを理解する

血液ガス分析の呼吸状態を評価するためには、まず、血液ガス分析の暗号のような記号を解読しなければなりません。この記号には、いくつかの決まりごとがあります。

よく目にする「動脈血酸素分圧：PaO_2」を例にして説明します。

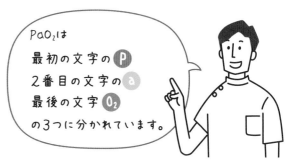

> PaO_2は
> 最初の文字の ❶
> 2番目の文字の ❷
> 最後の文字 ❸
> の3つに分かれています。

❶ どのようなガスの状態か

まず、最初の文字をみましょう。ここは、ガスのどのような状態かが表現されています。

PaO_2の最初の文字「P」はPressure（プレッシャー）、つまり圧力を示しています。これによって単位が決まります。

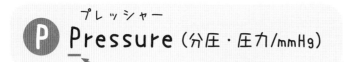

ⓟ プレッシャー
Pressure（分圧・圧力/mmHg）

MEMO 最初の文字は大文字で表記する決まりです。

❷ どこの部分のガス分析か

次に2番目の文字をみましょう。ここは分析される情報の場所を表現しています。

PaO_2の2番目の文字「a」はartery（アーテリー）、つまり「動脈」を示しています。これによって分析される情報の「場所」を見きわめます。

ⓐ アーテリー
artery（動脈血）

MEMO ここは大文字や小文字で表記され、液体を小文字、気体を大文字で示すというルールがあります。

③ 何を測定しているのか

3番目の文字をみましょう。ここは何を測定しているのかが表現されています。

PaO_2 の3番目の文字は「O_2」なので酸素を示しています。

O_2 酸素

このように、血液ガス分析のそれぞれの暗号のような記号の❶❷❸の文字をみて、どこの何を分析しているのか、を認識することが重要です。

> PaO_2 のほかにも、いろいろと表現される記号があるので、以下の表をチェックしてみてください。

〈血液ガス分析を示す文字〉

最初の文字 （どのようなガスの状態か）		2番目の文字 （どこの部分のガス分析か）		3番目の文字 （何を測定しているのか）	
Pressure	圧力	a：artery	動脈血	O_2	酸素
Saturation	飽和度	v：vein	静脈血	CO_2	二酸化炭素
Fraction	割合	p：percutaneous	経皮的	N_2	窒素
		A：Alveolar	肺胞		
		I：Inspiratory	吸入気		

MEMO よく間違えやすいのが、FIO_2 です。
❷ の「 i 」は気体ですので、大文字の「 I 」としなければなりません。
なので、FIO_2 とするのが正解です。

MEMO SpO_2 のpは「pulse oximeter」のpという説もあります。

> この決まりごとさえ覚えれば、データが何を示しているのかをすぐに理解できます。これが、血液ガス分析で呼吸状態を評価するファーストステップです。

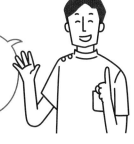

2 圧力について理解する

　血液ガス分析の呼吸の情報を理解するうえで、空気の圧力を理解する必要があります。

　私たちは普段、空気の重さや押される力などをまったく感じませんが、「地球を包み込む圧力」の中で生きています。大気の圧力は海抜０ｍ（私たちが普段生活している場所）では、760mmHgとなっています。この大気中に最も含まれている気体は、窒素78％、酸素21％、そして二酸化炭素とアルゴン、その他の気体を合わせて約１％で構成されています。

〈空気に含まれる気体の割合〉

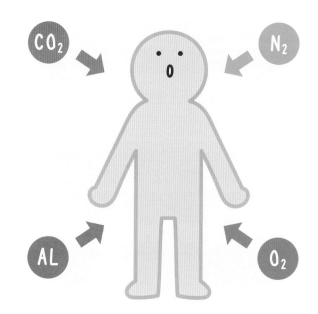

N₂　窒素 78％

O₂　酸素 21％

CO₂　二酸化炭素 0.03％

AL　アルゴン 0.93％

大気圧 760mmHg

ヒトの体にはそれぞれの気体による
圧力が加わっている

〈標高と大気圧の関連〉

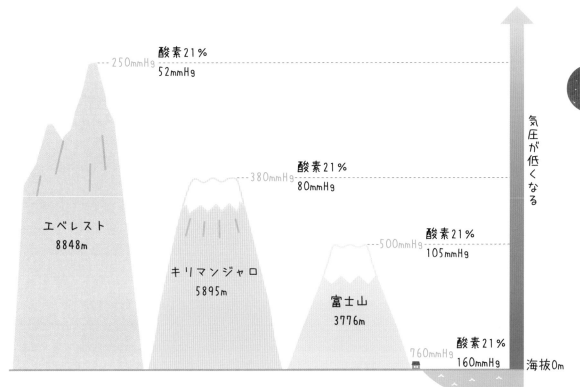

「大気圧が難しい…」と感じる人もいると思いますので、もう少し詳しく説明します。

　海抜０ｍのところでは、大気圧は760mmHgですが、標高が高くなるにつれて大気圧は低くなります。高い山に登ったときに耳が圧迫されるような感覚になるのは、気圧が下がることによって鼓膜が受ける圧力が変化するためです。高度と気圧の関連としては、10m登ると0.75mmHg気圧が下がるといわれています。

　ここで重要なのは、**標高が高くなっても大気に含まれる気体の割合は一定**ということです。つまり、気圧が低くなっても酸素の濃度は約21％、窒素は78％です。例えば、エベレストの頂上では大気圧が250mmHgで酸素は21％なので52mmHgとなり、私たちが生活している場所の約1/3となってしまいます。これだとSpO_2は80％程度まで下がって、いわゆる低酸素血症になります。標高の高いところでは、肺が悪くなくても低酸素血症になることがあるのです。

3 酸素分圧について理解する

　「**2 圧力について理解する**」で示したとおり、私たちが暮らしている海抜０mの大気圧は760mmHgでした。それぞれの気体の比率から圧力を計算すると、窒素は592.8mmHg、酸素は159.6mmHg、二酸化炭素とアルゴンは7.6mmHgになります。

　つまり、海抜０mのところでは、酸素は約160mmHg含まれていることになります。気体の中に含まれる酸素量のことを酸素分圧といい、血液ガス分析を評価するときはよく出てくる言葉なので覚えておきましょう。

二酸化炭素＋アルゴン＋その他
1%
7.6mmHg

窒素	酸素

78%
592.8mmHg

21%
159.6mmHg

　私たちはこの酸素を体に取り入れて生きているわけですが、酸素を食べたり飲んだりするわけではないのに、体の中に酸素を取り入れることができるって、なんとなく不思議ですよね。

　例えば、塩は水に溶けますよね。じつは酸素や二酸化炭素も液体の中、つまり血液中にも溶けることができるのです。

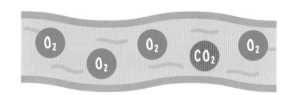

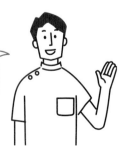

次に、大気中の酸素がどのようにして体の中に取り込まれるのかについて解説していきます。

4 酸素が血液に取り込まれる 過程を理解する

　私たちが普段生活している場所では、酸素分圧が160mmHgであることを説明しました。ただ、大気に含まれる水蒸気によって酸素分圧は変化しますので、地域によって異なります。大気中の酸素を吸入し、上気道、肺胞を経て血管の中に取り込まれ、全身に酸素が送り届けられますが、大気中の酸素分圧のすべてが血管の中に取り込まれるわけではありません。

〈酸素が血液に取り込まれるまでの過程〉

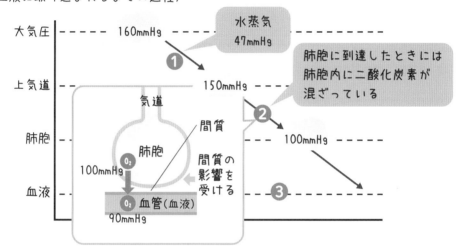

- ❶
  - 空気は上気道で100%飽和水蒸気によって加湿されます。
  - カラカラな水分ではなく、しっとりとした空気が上気道に吸引されます。
  - 100%飽和水蒸気の分圧である47mmHgを差し引くと、私たちが空気を吸入するときの酸素分圧は、(760−47)×0.21＝150mmHgとなります。

- ❷
  - 肺胞に到達した空気の中には、吐き出すための二酸化炭素が混ざっています。
  - 呼気のCO₂は40mmHg程度でそれを呼吸商で割った値で差し引くと、肺胞内の酸素分圧は、150mmHg−40mmHg÷0.8(呼吸商)＝100mmHgとなります。

- ❸
  - 酸素が肺胞から血液の中に取り込まれる際には、拡散と呼ばれる物質の移動作用によって引き起こされます(p.16「拡散」を参照)。
  - この際、肺胞と血管の間にある間質というスペースの影響を受けます。
  - ここで大体、10mmHg程度のロスが生じます。そのぶんを差し引くと、100mmHg−10mmHg＝90mmHgとなります(p.24「A-a DO₂」を参照)。

こうして血液の中に取り込まれる酸素分圧は90mmHg前後になるのです。

MEMO 加齢によって拡散障害などが生じ、血液中に取り込まれる酸素は少なくなる可能性があります。

肺の役割を理解する

　酸素の血液中の取り込みにおいて「肺の機能」についても理解する必要があります。

　ヒトは、ただ単に黙っているだけでは酸素は体の中に取り込めません。肺は、「酸素の取り込み」、「二酸化炭素の排泄」という、私たちが生きていくうえで必要不可欠な役割を担う臓器です。また、いろいろな体のしくみによって酸素は全身に送り込まれます。

　ヒトは酸素を含んだ空気を1分間に5～10L吸い込みます。空気は気道から肺胞を通り血液中に酸素を取り込みます。1分間に取り込まれる酸素はおよそ250mLで、吐き出される二酸化炭素はおよそ200mLとなります。健康な肺であれば、**酸素：二酸化炭素の比率**は、「250：200＝0.8」となります。これは**呼吸商**と呼ばれます。

> **ちょっとレベルアップ**

　⑫ 呼吸基質

　ヒトの細胞は、私たちが摂取した❶炭水化物、❷タンパク質、❸脂質を酸素によって分解し、二酸化炭素を排出します。この呼吸によって分解される有機物のことを呼吸基質といいます。

　❶～❸の呼吸基質が完全に分解されるとき、それぞれの呼吸基質を分解するために排出する二酸化炭素の量と消費する酸素の量の比率が異なります。

　❶炭水化物の呼吸商＝1.0

　❷タンパク質の呼吸商＝0.8

　❸脂質の呼吸商＝0.7

となります。

　日本人の栄養摂取の比率は炭水化物60％、タンパク質30％、脂質10％程度で構成されており、これらの呼吸商を平均すると約0.8となります。

　酸素の受け皿である肺胞はテニスコート半面くらいの表面積を有し、非常に広大な面積があります。肺胞は1cmH$_2$Oの圧力で100mL程度膨らむといわれています。

〈血液ガス分析の呼吸機能を評価するうえで重要な視点〉

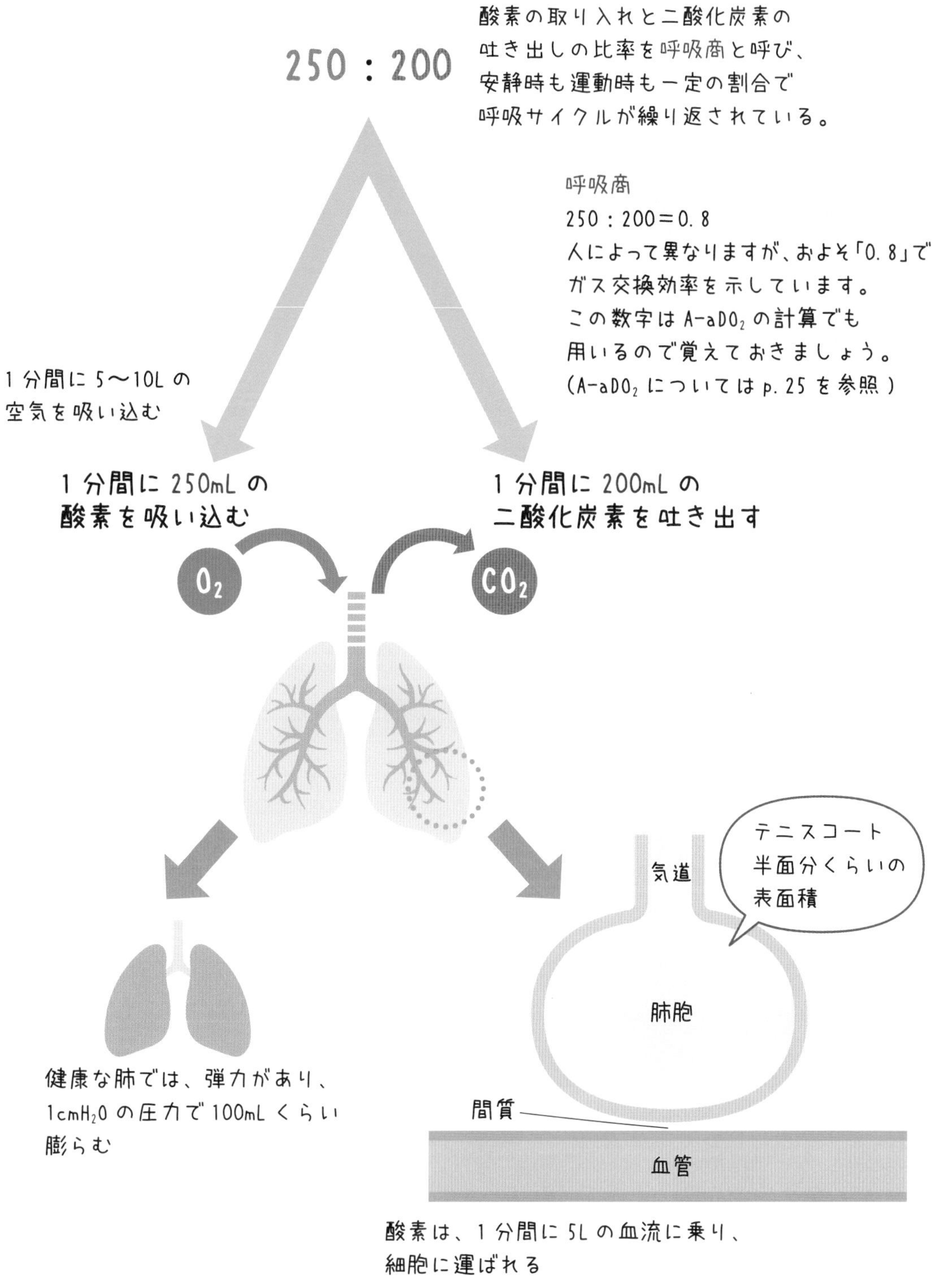

250 : 200

酸素の取り入れと二酸化炭素の
吐き出しの比率を呼吸商と呼び、
安静時も運動時も一定の割合で
呼吸サイクルが繰り返されている。

呼吸商
250 : 200＝0.8
人によって異なりますが、およそ「0.8」で
ガス交換効率を示しています。
この数字は A-aDO$_2$ の計算でも
用いるので覚えておきましょう。
（A-aDO$_2$ については p.25 を参照）

1分間に5～10L の
空気を吸い込む

1分間に 250mL の
酸素を吸い込む

1分間に 200mL の
二酸化炭素を吐き出す

O$_2$

CO$_2$

気道

テニスコート
半面分くらいの
表面積

肺胞

健康な肺では、弾力があり、
1cmH$_2$O の圧力で 100mL くらい
膨らむ

間質

血管

酸素は、1分間に 5L の血流に乗り、
細胞に運ばれる

6 ガス交換のプロセスを理解する

　呼吸状態を血液ガス分析で評価する際には、肺の中でどのように酸素が取り込まれ、二酸化炭素を排出しているのか、プロセスを理解することが必要です。

　ガス交換のプロセスは、❶換気、❷血流、❸拡散の３つに分けられます。それぞれ説明していきます。

❶ 換気

　換気とは、吸い込んだ酸素を血液中に取り込んだり、血液中の二酸化炭素を肺胞に放出して、呼気として体の外に出すことです。

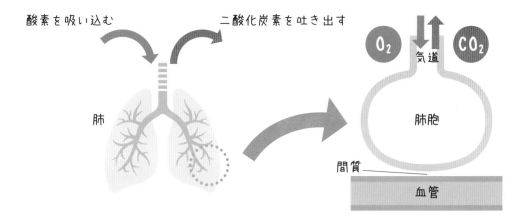

　ヒトが１回の呼吸で吸い込む空気の量（１回換気量）は、厳密にはその人の身長によって変わってきます。**肺の大きさは、体重ではなく身長によって決まるからです。** 150cm・100kgの人と、150cm・45kgの人では肺の大きさは同じということですね。

　１回換気量について体重によって算出すると覚えている人もいると思いますが、ここでの体重とは、理想体重を示しています。

理想体重の算出式

男性　50＋0.91×（身長cm－152.4）
女性　45.5＋0.91×（身長cm－152.4）

　また、人工呼吸器を用いて１回換気量を設定する場合には、理想体重１kgあたり６〜８mLがめやすとなります。

十分な換気のためには、呼吸運動が必要

　息を吸うときには横隔膜や外肋間筋が使われます。さらに呼吸運動が必要になると、呼吸補助筋である、胸鎖乳突筋や斜角筋、僧帽筋を使った呼吸は、吸気努力が強くなっていることが考えられるため、患者さんが苦しくないかなどを確認する必要があります。息を吐くときの筋肉には、内肋間筋や外腹斜筋、腹直筋、内腹斜筋、腹横筋などの腹筋がかかわっています。

> 患者さんが大きく息を吸っているのか、浅い呼吸を繰り返しているのかで「体に取り込まれる酸素量」が変わってきます。

〈呼吸運動にかかわる筋〉

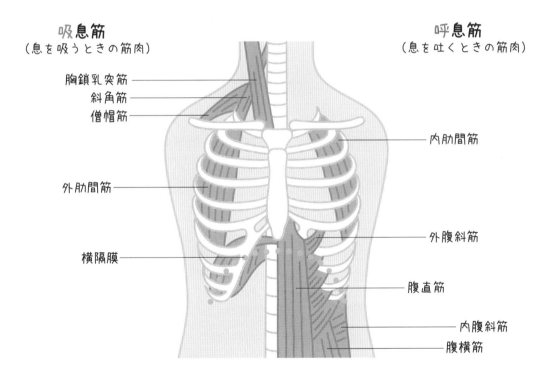

吸息筋
（息を吸うときの筋肉）

呼息筋
（息を吐くときの筋肉）

- 胸鎖乳突筋
- 斜角筋
- 僧帽筋
- 外肋間筋
- 横隔膜

- 内肋間筋
- 外腹斜筋
- 腹直筋
- 内腹斜筋
- 腹横筋

MEMO

- 人工呼吸器を長期に装着した患者さんなどは呼吸筋力が低下することによって、浅い呼吸となり、人工呼吸器からの離脱が困難になることがあります。
- 麻薬や睡眠薬などの副作用によって吸気や呼気が阻害されることもあります。
- 脊髄損傷による呼吸不全では、横隔膜、肋間筋の麻痺が生じるため、呼気・吸気が障害されてしまうことがあります。

② 血流

　心臓から出て肺に向かう静脈血は、1分間に5Lもの流量で流れています。吸い込んだ酸素が血液中に取り込まれることを酸素化といい、**肺で酸素化された血液は心臓の左室から全身に送られ**、血流に乗って1つ1つの細胞に届けられます。

⊚ 換気量と血流のマッチングが重要

　換気量と血流のマッチングのことを**換気血流比**といいます。換気量と血流が正常に保たれているだけでなく、換気血流比が保たれていることが重要なポイントです。健康な人でも肺の血流は重力の影響で、寝ているときには背側肺に多く分布します。また、術後でずっと寝ているような患者さんについては、背中側の肺胞はつぶれてしまう傾向があるので、換気と血流のミスマッチが生じることがあります。これを**換気血流比不均衡**と呼びます。

　肺胞を取り巻く血流は常に一定ではなく、体位などによって不均衡な状況になり得ます。呼吸器疾患の場合には、血流が極端に少ない肺胞や、換気が非常に少ない肺胞がまばらに存在し、酸素を細胞までうまく届けられないという状況が生じます。

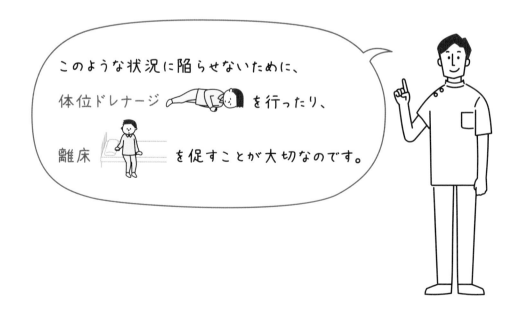

このような状況に陥らせないために、体位ドレナージ　　　　を行ったり、離床　　　　を促すことが大切なのです。

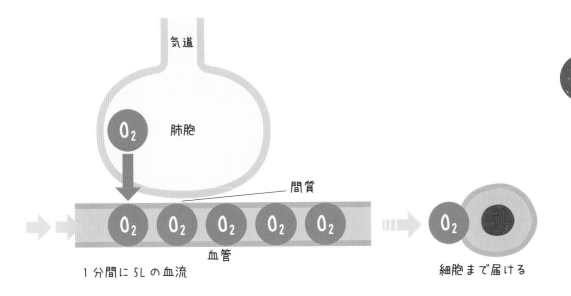

血流が途絶えると、酸素は細胞に届かない

　肺胞周囲の毛細血管（肺血管）が過度に収縮したり、閉塞したりすると、肺胞から血液への気体の動きができなくなってしまいます。吸気によって肺胞に酸素がいくら入っていたとしても血液中に取り込むことができなければ、各細胞に酸素を送り届けることができません。

〈肺胞周囲の毛細血管に何か異常がある場合〉

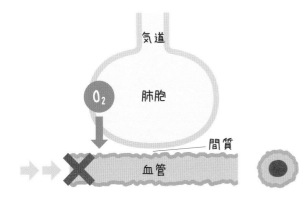

肺血管に何らかの異常が生じ、
血流が途絶えてしまうと、
そもそも肺胞と血管が接触することが
できなくなるわけですから、
酸素は血液中に溶け込むことが
できなくなります。

換気が不十分になると酸素が不足し、二酸化炭素が貯留する

　換気が不十分になると、酸素を取り込めないだけでなく、二酸化炭素も吐き出すことができなくなります。つまり、肺胞の中に血液から移行してきた二酸化炭素がいつまでも貯留してしまい、酸素が入るスペースがなくなってしまいます。

〈換気が不十分な場合〉

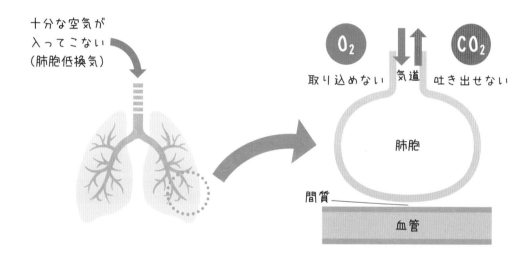

十分な空気が
入ってこない
（肺胞低換気）

O_2 取り込めない　気道　吐き出せない CO_2

肺胞

間質

血管

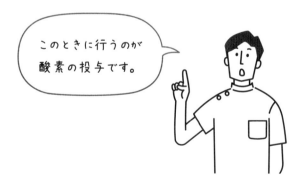

このときに行うのが
酸素の投与です。

② 酸素療法で必要となる酸素量

みなさんは酸素投与について深く考えたことがありますか？
患者さんの換気量によって、投与される酸素量は変わってきます。

 例えば…

1回換気量を500mL、1回の吸う時間を1秒とした場合
1分に必要な空気の量は、500mL×60秒＝30L/分

ということになります。

　健康な人であれば、必要な空気の量などを考える必要はないのですが、酸素投与を行っている患者さんをケアする場合には空気の量を考える必要があります。

例 5Lマスクを使っている酸素化の悪い患者さんで、FIO₂を考えてみましょう。

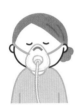

5Lマスクというのは、1分間に
5Lの純酸素が流れているということです。
しかし、1回換気量500mLの場合、
1分間に必要な酸素量は30Lなので、これだけでは足りません。
周囲から残り25Lの空気を混ぜて吸っているということになります。

つまり、
1回の吸気で必要な空気は、
純酸素5L/分＋ルームエアー25L/分、
です。FIO₂は酸素量を吸気流速で
割ることで算出可能です。

$FIO_2＝O_2量/吸気流速$
$＝10.25(ルームエアー5.25L＋純酸素5L)/30L(吸気流速)$
$＝0.34$

　じつは5Lマスクでも、FIO₂は0.4にも満たないこと（酸素濃度としては34％）がわかります。

「換気」というのは呼吸にとってとても重要な活動の1つです。
酸素療法を行っている患者さんのケアをするときに、
ぜひ呼吸様式についても同時に観察してみてください。

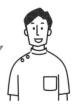

15

❸ 拡散

肺胞の中に入ってきた酸素が、間質を通り血管の中に入るプロセスを拡散といいます。

酸素に限らず、物質は濃度が高いところから低いところに移行する性質をもっています。

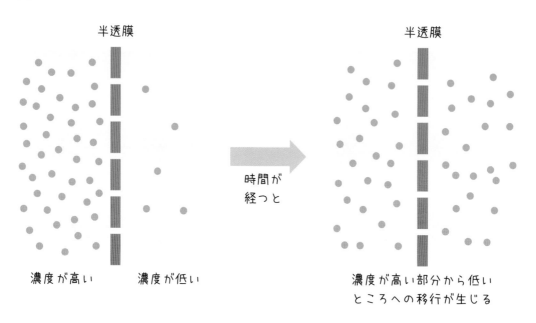

CO₂の拡散効率は、酸素の約20倍

私たちの体は、この性質を利用して、**肺胞の中の高い酸素濃度の部分から、血管の中の低い酸素濃度の部分に移行し**、酸素を取り込んでいるのです。

二酸化炭素も同様に、血液と肺胞では血液の中のほうが二酸化炭素の濃度が高いので、拡散の作用を使って血管から肺胞に排泄されるわけです。

酸素と二酸化炭素を比較すると、二酸化炭素のほうが20倍拡散はスムーズに行われます。そのため、血中の二酸化炭素分圧が高い場合には、呼吸数が減少したり呼吸が浅くなるなど、そもそも換気ができていないという以外に、肺胞と血管の間の拡散に障害が生じている可能性を考えなければなりません。

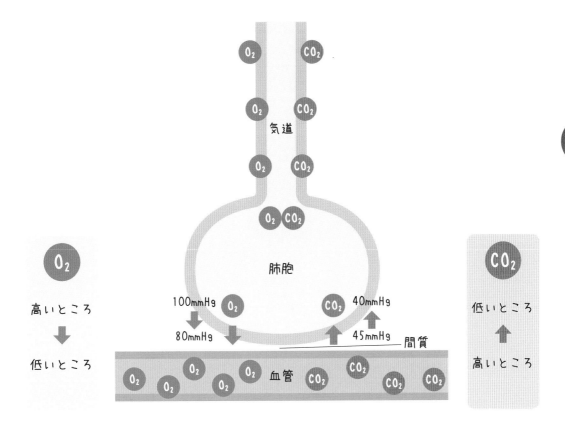

このように、ガス交換のしくみは、
私たちが生きていくために重要なプロセスです。
血液ガス分析は、このプロセスの中に異常があった場合、
警笛を鳴らしてくれる有用な検査方法の1つです。
では実際にどのような基準に則って呼吸状態を
評価していくのでしょうか。

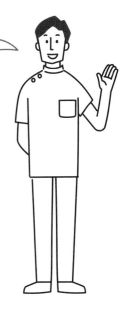

酸素について考える

取り込まれた酸素を評価するときに重要なのが、酸素の「量」を測定することです。

酸素量の指標① PaO$_2$（動脈血酸素分圧）

　血液ガス分析では、血液中に含まれる酸素量を分圧として測定し、PaO$_2$と表記されています。単位はmmHgかtorrが用いられますが、どちらも「圧力」を示すもので、どちらの単位を使用しても正常値は同じです。**正常値は80〜100mmHgであり、60mmHg以下は呼吸不全と定義されています。**

〈PaO$_2$の基準値〉

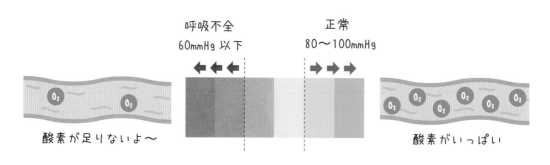

呼吸不全
60mmHg 以下

正常
80〜100mmHg

酸素が足りないよ〜

酸素がいっぱい

酸素量の指標② SaO$_2$（動脈血酸素飽和度）

　血液ガス分析では、体内の酸素量の状態を測定するためにもう１つ指標があります。それが「SaO$_2$」です。最初のSはsaturation（サチュレーション）で、血液中の酸素飽和度を表しています。aはarteryで動脈を示し、O$_2$はOxygenで酸素を示しています。

　じつは酸素は血液にとても溶けにくい性質をもっています。そのため、酸素はヘモグロビン（Hb）と結合することによって、全身の細胞に酸素を届けています。酸素飽和度は、酸素がどのくらいヘモグロビンにくっついているのか、ということを割合で示しています。血液ガス分析で測定された、SaO$_2$は動脈血の酸素飽和度なので、０〜100％の範囲

で示されます。**正常値は95％以上**であり、90％以下は呼吸不全と定義されます。

〈SaO₂の基準値〉

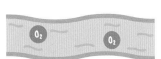

酸素が足りない
ヘモグロビンが足りない

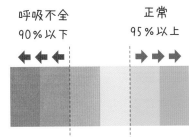

呼吸不全
90％以下

正常
95％以上

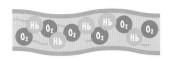

ヘモグロビン（Hb）と酸素が
たくさんくっついている

🖐 酸素量の指標③　SpO₂（経皮的動脈血酸素飽和度）

SaO₂はPaO₂と同じように、動脈血の中のことを示しています。つまり、動脈から血液をとらないと測定することができません。

臨床の中で、頻回に動脈から血液をとることができないので、何かよい方法はないのだろうかと開発されたのが、SpO₂です。

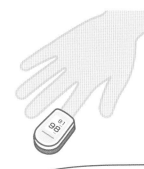

SpO₂の「p」は、経皮的（percutaneous)の「p」で、皮膚で測定される酸素飽和度のことです。SpO₂は皮膚から測定できるため、継続して酸素の状態を測定できます。

しかし、次のような状態の場合には、正確に測定できないことがあるので注意が必要です。

- ☑ 血圧が低い状態
- ☑ 昇圧剤などで手足の循環が悪いとき
- ☑ 末梢動脈の閉塞などの疾患がある場合

PaO₂が下がれば、ヘモグロビンと結合する酸素が少ないわけですから、SpO₂も下がります。つまり、PaO₂とSpO₂は連動しているということです。

では、PaO₂とSaO₂の関係性についてみてみましょう。

8 酸素解離曲線

SaO_2 と PaO_2 を理解するためには酸素解離曲線を理解する必要があります。

血液中に取り込まれた酸素はヘモグロビンと一緒になることによって組織全体に送り届けられます。ヘモグロビンは特殊な機能をもっています。酸素の量が多いところでは酸素としっかり結合し、酸素が少ないところでは手放しやすいという機能です。つまり、血液中の酸素の多いところでは SaO_2 が高く、酸素の少ないところでは SaO_2 が低いということです。

この関係性について酸素解離曲線をみてみましょう。

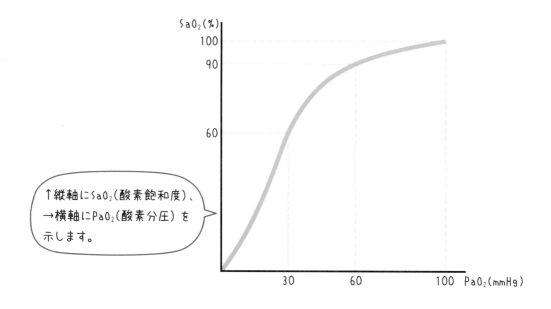

↑縦軸に SaO_2（酸素飽和度）、→横軸に PaO_2（酸素分圧）を示します。

PaO_2 が高ければ、多少の PaO_2 の低下でも SaO_2 は下がりません。つまり、血液中の酸素濃度が高ければ、ヘモグロビンは酸素を手放さないということです。ですが、PaO_2 が低くなると、一気に酸素飽和度は低下していきます。言い換えると、酸素濃度が低い末梢組織ではより多くの酸素を組織に放出しているということです。これを酸素運搬能力ともいいます。

運動すると細胞はより代謝が活発になり酸素を必要とします。代謝が上がれば、体温は上昇し、二酸化炭素も多くつくられます。

さらに、二酸化炭素が増えると、pHも酸性に傾きます（ PART2 「酸塩基平衡」参照）。ヘモグロビンはこうした情報に敏感に気づき、酸素をより切り離しやすい状況をつくり上げます。

下の図のオレンジの線のように、酸素解離曲線が右側に移動したようにみえます。これを「**酸素解離曲線の右方偏位**」と呼びます。代謝が上がった状態では、より組織は酸素を必要とするため、ヘモグロビンが力を発揮して、酸素を組織に届けているということです。

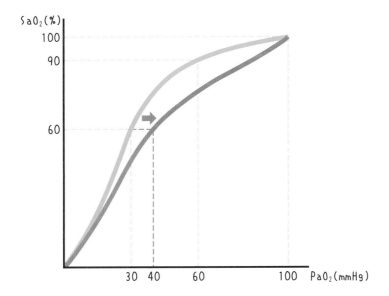

PaO_2が40mmHgのときのSaO_2を比較すると、右側にシフトしたほうが、低くなります。つまり、末梢組織に酸素供給しやすい状況となっているのです。

9 二酸化炭素について考える

　酸素を含んだ空気が肺胞に到達し、拡散によって肺胞から血管の中に取り入れられます。また、代謝で発生した二酸化炭素は、拡散によって血管から肺胞に移動します。

　このとき、二酸化炭素が拡散によって、血液から肺胞に移行し二酸化炭素分圧（$PaCO_2$）が体外へ排泄されているのか、つまり換気できているのかということが重要になります。血液ガス分析では、動脈血中に含まれる$PaCO_2$を測定し、主に、肺胞の中の換気効率について評価することができます。

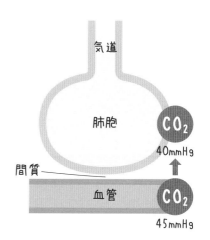

換気がうまく機能しているか？

　$PaCO_2$の正常値は35〜45mmHgです。46mmHg以上で、低換気による二酸化炭素の貯留、35mmHg未満で過換気による二酸化炭素の排泄増加と評価することができます。

〈$PaCO_2$の基準値〉

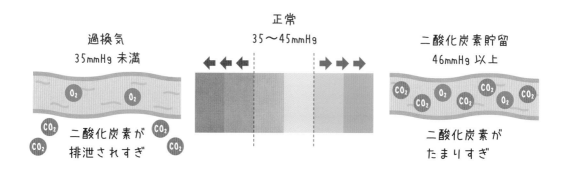

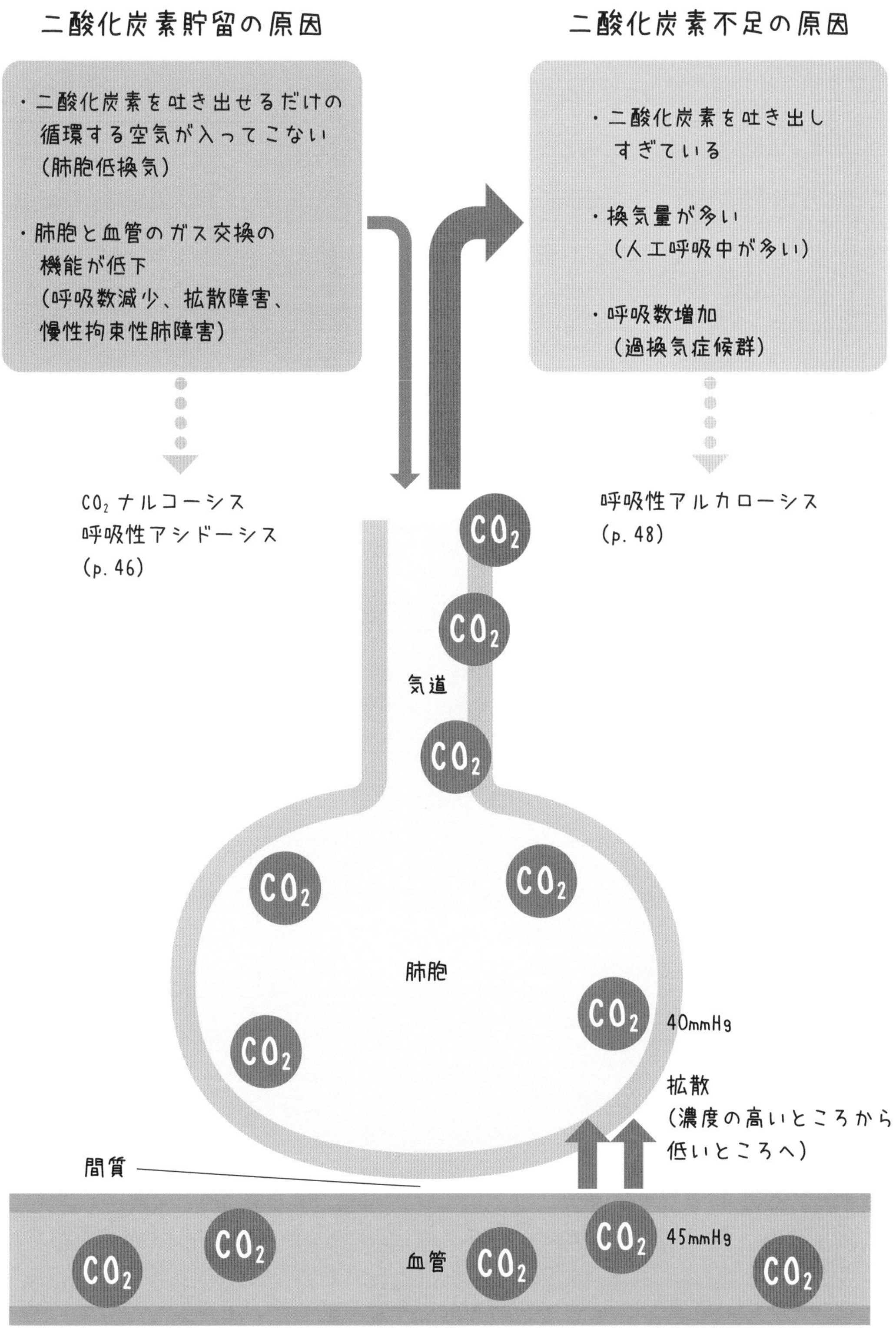

二酸化炭素貯留の原因

・二酸化炭素を吐き出せるだけの
　循環する空気が入ってこない
　（肺胞低換気）

・肺胞と血管のガス交換の
　機能が低下
　（呼吸数減少、拡散障害、
　慢性拘束性肺障害）

CO_2 ナルコーシス
呼吸性アシドーシス
（p. 46）

二酸化炭素不足の原因

・二酸化炭素を吐き出し
　すぎている

・換気量が多い
　（人工呼吸中が多い）

・呼吸数増加
　（過換気症候群）

呼吸性アルカローシス
（p. 48）

CO_2

CO_2

気道

CO_2

CO_2　　　　　CO_2

肺胞

CO_2　$40mmHg$

CO_2

拡散
（濃度の高いところから
低いところへ）

間質

CO_2　　　CO_2　　　血管　CO_2　　CO_2　$45mmHg$　　　CO_2

10 ガス交換の状態を評価する

ここまでPaO₂とPaCO₂の正常値について説明してきました。

酸素の取り込みについて、単純にPaO₂をみていればよいというわけではありません。

何らかの原因によって、血中の酸素が足りなくなることがあります。

低酸素血症の原因には、右の5つがあります。何が原因で酸素が足りないのかについて深掘りする必要があります。その評価の1つを紹介します。

> ① 吸入気酸素濃度が低い：高い山の上など
> ② シャント：先天性心疾患（左－右シャント）
> ③ 換気血流比不均衡：無気肺
> ④ 拡散障害：肺気腫、肺線維症など
> ⑤ 肺胞低換気：中枢性神経障害による
>   　　　　徐呼吸など

🎯 ガス交換の評価① A-aDO₂（肺胞気動脈血酸素分圧較差）

肺胞のすぐそばには、毛細血管が流れています。肺胞の中から酸素は拡散によって毛細血管内に溶けていきます。このとき、肺胞内にある酸素はすべて毛細血管に溶けるわけではなく、肺胞と血管の間にある間質といわれるスペースによって、溶けきれていないロスが生じます。このロスのことを**肺胞気動脈血酸素分圧較差（A-aDO₂）**といいます。

このA-aDO₂により、低酸素血症の原因となるガス交換障害を評価することができます。

A-aDO₂の計算方法　肺胞の中の酸素分圧（P_AO_2）－動脈血酸素分圧（PaO_2）

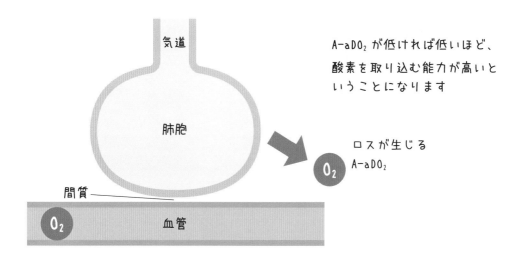

気道

A-aDO₂ が低ければ低いほど、酸素を取り込む能力が高いということになります

肺胞

ロスが生じる
A-aDO₂

O₂

間質

O₂　　血管

A-aDO$_2$の計算には、肺胞の中の酸素分圧（P$_A$O$_2$）がどのくらいあるのかを計算する必要があります。しかし、肺胞内の酸素分圧がどのくらいか直接測定することはできません。

肺胞では酸素を取り込み、二酸化炭素を吐き出します。吸収する酸素と、排出される二酸化炭素には一定の関係があり、この交換比率を呼吸商（p.8参照）といいます。肺胞内に排出された二酸化炭素に対して、一定の比率で酸素が下がります。肺胞の酸素分圧は肺胞の分圧から吸収される酸素分圧ということになります。

これを計算式に直してみると、

$$P_AO_2 = 酸素分圧 - 二酸化炭素分圧/0.8$$

P$_A$O$_2$を求めることができたら実際の酸素分圧をさらに差し引くことで、A-a DO$_2$を算出することができます。

ある患者の血液ガスを採取したとき、
PaO$_2$:90mmHg　PaCO$_2$:40mmHgのA-aDO$_2$は？

上気道で加湿（37℃）
肺胞内の酸素分圧：
0.21×（大気圧：760mmHg－水蒸気：47mmHg）
＝約150mmHg
760mmHg中160mmHg（21%）

肺胞内の酸素分圧
150mmHg－動脈血二酸化炭素分圧/0.8（呼吸商）
＝150－35mmHg/0.8
＝約100mmHg

A-aDO$_2$：肺胞内の酸素分圧－PaO$_2$
A-aDO$_2$
＝100mmHg－90mmHg
＝10mmHg

A-aDO$_2$の正常値＝20mmHg以下
------ A-aDO$_2$の見方 ------

正常だが低酸素
肺胞低換気が原因
（呼吸筋や神経など肺以外が悪い）

開大して、かつ低酸素
換気血流不均衡、拡散障害
などが原因

A-aDO$_2$の値は、低酸素血症の病態を鑑別するのに役立ちます。しかし、A-aDO$_2$は酸素投与下では正確に値を算出することが困難です。つまり、吸入酸素濃度が規定できない場合にはA-aDO$_2$を用いてガス交換の評価をすることは、現実的ではありません。

では、酸素療法中の患者さんの場合は、どうすればよいでしょうか。

ガス交換の評価方法②　P/F比（吸入酸素濃度）

Aa-DO$_2$は酸素を投与していない患者さんには測定することができますが、病院に入院して、酸素を投与している場合には、測定ができません。なので、酸素を投与している患者さんに対しては、別の方法で酸素を取り込む能力を評価する必要があります。

単にPaO$_2$の値だけをみて、呼吸状態がよいのかなどは、なんとなくわかりますが、投与されている酸素量のことを考えて評価しないといけませんよね。

例えば、酸素マスク10L投与しながら、PaO$_2$が100mmHgだとしたら、こんなにたくさんの酸素を投与しているのに、PaO$_2$がそんなに高くないってことに気づく必要があります。たくさんの酸素を投与しているにもかかわらず、PaO$_2$がそんなに高くないという点において、誰でもわかる客観的な指標によって評価できるのが、**PaO$_2$ /FIO$_2$（吸入酸素濃度）**、略してP/F（ピーエフ）比です。

P/F比の計算方法　血液ガス分析で測ったPaO$_2$÷酸素療法によって設定されたFIO$_2$

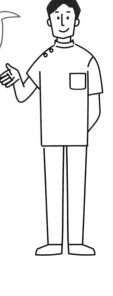

> FIO$_2$は酸素投与方法によって値が異なります。
> 酸素投与方法とFIO$_2$の関係についてめやすとして表を示します。

酸素投与量 （L/分）	FIO$_2$		
	鼻カニューラ	マスク	リザーバー付マスク
1	0.24		
2	0.28		
3	0.32		
4	0.36		
5	0.4	0.4	
6	0.44	0.5	0.6
7		0.6	0.7
8			0.8

Case1

鼻カニューラ 3L
PaO₂: 120mmHg

$$\frac{\text{PaO}_2 : 120\text{mmHg}}{\text{鼻カニューラ　3L(FIO}_2 : 0.32)} = \begin{array}{c} \text{P/F比} \\ 375 \end{array}$$

Case2

マスク 5L
PaO₂: 100mmHg

$$\frac{\text{PaO}_2 : 100\text{mmHg}}{\text{マスク　5L(FIO}_2 : 0.4)} = \begin{array}{c} \text{P/F比} \\ 250 \end{array}$$

Case3

リザーバー付マスク 8L
PaO₂: 80mmHg

$$\frac{\text{PaO}_2 : 80\text{mmHg}}{\text{リザーバー付マスク　8L(FIO}_2 : 0.8)} = \begin{array}{c} \text{P/F比} \\ 100 \end{array}$$

P/F比の値のめやす

<300	軽度の呼吸不全
<200	中等度の呼吸不全
<100	重度の呼吸不全

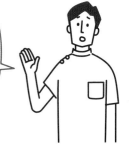

P/F比が100を下回るような呼吸不全では、
人工呼吸の検討も必要です。高濃度の酸素でなんとか
呼吸が維持できているような症例も、いつか限界がくるかも
しれません。P/F比を計算し、それをもとに主治医や
ICUなどに相談することを検討するとよいかもしれません。

11 肺が悪いのか、肺以外が悪いのか

　実際、臨床で低酸素状態の患者さんとかかわった際には、とりあえず酸素投与を行うでしょう。しかし、酸素に反応する患者さんもいれば、酸素化が悪いままの患者さんもいます。これは肺が悪いのか、肺以外が悪いのかによって異なるからです。この違いをどのように見分ければよいのでしょうか。

- 低酸素血症の患者さんをみたら、まず酸素投与を行います。
- 酸素マスクをつけた状態でよいので、血液ガス分析をして、まず$PaCO_2$が上がっているのかをみます。
- $PaCO_2$が上がっていなければその時点で肺が悪いことが想定されます。これは、換気が低下（徐呼吸や換気量低下）して低酸素になっているのであれば、$PaCO_2$も一緒に上がるはずだからです。
- $PaCO_2$が上がっていなければ、換気は十分と判断します。
- さらに、先ほどから開始している酸素投与に反応しているかをみていきます。反応がなければ、「シャント」が多いことが想定されます。シャントとは、肺胞内のガスと肺胞周囲の毛細血管が接触せず、ガス交換が行われないまま左室系に戻ることを示します。
- 一方、酸素に反応するのであれば、「シャント以外の問題」が考えられます。例えば、胸水や無気肺といわれる換気血流比の問題です。

この説明を図にしてみると…

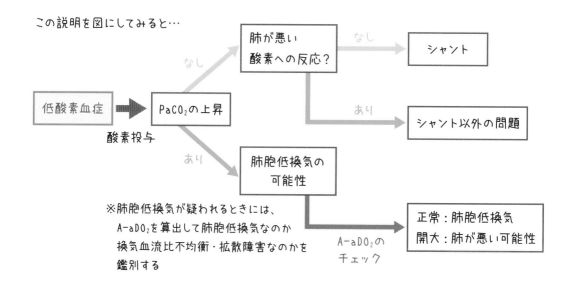

※肺胞低換気が疑われるときには、
　$A-aDO_2$を算出して肺胞低換気なのか
　換気血流比不均衡・拡散障害なのかを
　鑑別する

シャントと換気血流比不均衡についてよくわからないという人がいるかもしれないので、少し説明を加えます。

シャントと換気血流比不均衡の違いは、酸素投与に反応するかということです。

シャント

急性呼吸窮迫症候群（ARDS）といわれる肺が水や他の物質によってつぶされてしまい、肺胞のまわりに血流があったとしても血液が酸素を受け取らずにスルーしてしまっている状況です。いくら酸素を投与しても、肺胞がつぶれてしまっているわけですから血液にまで酸素はいかないのです。

ARDSのほかにも、心房中隔欠損などの心疾患でも生じます。

換気血流比不均衡

換気と血流が合致していない状態のことを示します。例えば、体位の問題で血流が少ないとか、無気肺で肺が十分膨らまない状況などで生じます。

臨床では、術後の患者さんや胸水が貯留している患者さんが左右の寝返りで酸素化がよくなったり悪くなったりするのがこの現象です。

この説明を図にしてみると…

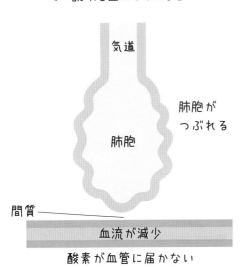

酸素が血管に届かない

この説明を図にしてみると…

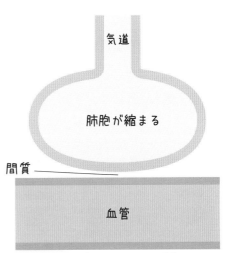

換気と血流のバランスが崩れる

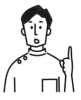

血液ガス分析をしたときには呼吸を評価する際にこのような考え方をすると、低酸素血症の原因がみえやすくなります。

12 血液ガス分析を用いて呼吸評価をしよう

臨床で低酸素血症によって酸素を投与することは日常的にあると思います。

例のような場面に遭遇したとき、看護師は実際に何を評価し、どう動けばよいのでしょうか。対処方法をみていきましょう。

 症例①

腹部手術後の78歳男性。術後に大量の嘔吐をしました。

嘔吐後、SpO_2は80％に低下し、両肺に雑音が聴取されます。

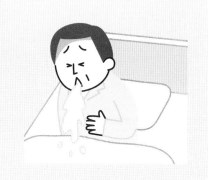

やること① すぐに応援を要請し、再嘔吐に備える

急激な低酸素血症のため、その場を離れるのは危険です。そのまま低酸素血症を放置すると、徐脈、心停止となる可能性があります。このような場面に遭遇した際には、患者さんのもとから離れず観察と処置を行う必要があります。

応援に来てくれた看護師に、医師への報告と、酸素投与の準備を依頼しましょう。

また、低酸素血症の原因は嘔吐による誤嚥が考えられます。再嘔吐により、誤嚥を繰り返すと症状悪化につながるため、側臥位にするなどの対処が必要です。

酸素マスクが届き、医師が来室しました。

やること② 酸素の投与とモニタリング

酸素の流量は、医師の指示に基づいて増減が必要になります。

酸素の流量とFIO_2との関連はp.26で示したとおりです。流量を増やすと酸素濃度は上昇します。

同時に重要なことは、モニタリングです。

SpO_2だけでなく、急変に備え心電図モニターと定期的な血圧測定を行います。また、低酸素によって意識が障害されていないかの観察も必要です。そして、重要なのが呼吸数の観察です。苦しそうな呼吸をしていないか、頻呼吸になっていないかなどを観察しましょう。

酸素投与を開始しましたが、SpO_2は低いままで、リザーバー付マスク8 L/分でSpO_2は90％です。

患者さんの意識状態も悪くなってきました。

やること③ 酸素化と換気能を評価する

酸素化をモニタリングする際、一般的にSpO_2の測定が行われます。これは、酸素解離曲線で示したとおり、SpO_2を把握することによりおよそのPaO_2を推測できるからです。この場合、SpO_2は90％なので、PaO_2は約60mmHgということが推察されます。

しかし、意識障害も出現していることから、低酸素だけではなく、ほかの要因も関連している可能性があります。そのため、血液ガス分析を行い、酸素化と換気について正しく評価する必要があります。

※血液ガス分析はあくまで医師の判断により行われ、看護師が採取するものではありません。

医師により、大腿動脈から動脈血を採取しました。
採取された血液を用いて血液ガス分析を行うと、右のような結果が示されました。

pH：7.360
$PaCO_2$：40mmHg
PaO_2：60mmHg

　ここでは便宜上、呼吸だけに着目した評価を解説します。p.24の内容を復習しながら評価してみましょう。

　まず、PaO_2は60mmHgなので、低酸素血症が顕著に現れていることがわかります。では、その原因は何でしょうか。

　次に$PaCO_2$は40mmHgなので、正常です。このことから肺胞低換気は生じていないことが予測されます。

　次に、投与されている酸素に対する反応をみてみます。酸素が投与されていない状況でSpO_2：80％、酸素投与によりSpO_2：90％と上昇しており、酸素への反応がみられ、シャント以外の問題と考えられます。

　しかし、ここで注目すべきは、リザーバー付マスク8Lという高濃度の酸素を投与しているにもかかわらず、PaO_2が60mmHgで止まっているということです。

　p.26で解説したP/F比を考えてみましょう。リザーバー付マスク8LはFIO_2に換算するとおよそ0.8で、P/Fは60mmHg/0.8＝75となります。かなりシビアな呼吸不全であることが理解できます。

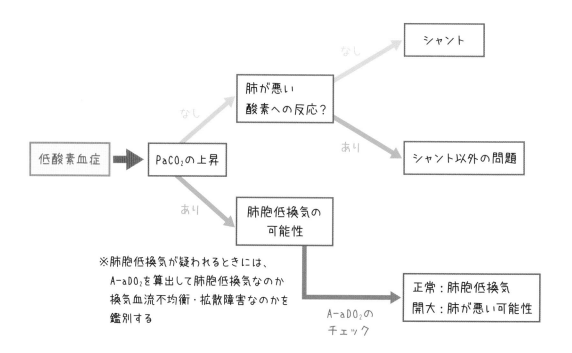

患者さんの意識障害がある点については、$PaCO_2$が正常であったことから、CO_2が貯留したことによるCO_2ナルコーシスが原因ではないことがわかります。低酸素によるものか、ほかの要因があるのか、ほかの検査が必要と考えられます。

やること④ モニタリングの強化と症状マネジメント

看護師はP/F比が低いことから、重症の呼吸不全であるということを認識し、モニタリングを強化、呼吸を悪化させるイベント（嘔吐など）が生じないような症状マネジメントが必要です。さらに、リザーバー付マスクでの酸素投与は10Lが限度です。すでに患者さんは 8 L/分もの酸素を使用していて、もう余力がないため、急変に備えるという意識をもつことも必要です。

この後、この患者さんは集中治療室に移動し、気管挿管、人工呼吸管理が必要となりました。

低酸素血症はただちに対応しないと、細胞での代謝能力は低下し、全身状態が急激に悪くなります。適切な対応が求められますが、そのために血液ガス分析を用いて低酸素血症の程度を把握することが重要です。

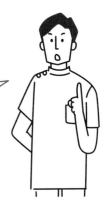

私も一般病棟で勤務しているときに
リザーバー付マスクで頻呼吸の患者さんを
たくさんみてきました。
一見、SpO_2は保たれているようにみえても、
患者さんの負担は非常に強く、気づいたときには
かなり重症化してしまうことがあります。
酸素流量は指先で簡単に変更することができますが、
高流量となった場合には、一度立ち止まって
アセスメントをすることが必要です。

症例②

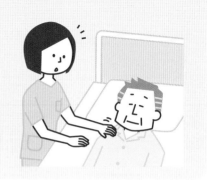

胆管炎で入院中の80歳男性。夜間不眠状態が続いたため、ベンゾジアゼピンの点滴静注をしました。入眠しましたが、呼吸数は6回/分で浅い呼吸となり、30秒程度の無呼吸がみられます。SpO_2は97%（酸素なし）でした。朝方、声をかけても眠ったままで反応がありません。

やること① 意識が悪いことに着目し、意識障害の原因を探る

刺激による反応がない場合、非常に危険な状態と考えられます。まずは応援要請、医師に報告することが重要です。

意識障害の原因はいくつか考えられます。ここでは夜間の呼吸数に絞って観察してみましょう。

呼吸数が減少し、無呼吸も時折みられます。肺胞に入る空気の量が少ない状態、つまり肺胞低換気となっている可能性があります。CO_2の貯留によって、CO_2ナルコーシスによる意識障害が出現している可能性を考えます。

やること② 意識障害に関する報告

呼吸数が減少する状況はいくつか考えられますが、夜間にフルニトラゼパム（サイレース®注）を使用した経緯があります。フルニトラゼパムのようなベンゾジアゼピン系薬剤には呼吸抑制の作用があり、これにより呼吸数が低下（呼吸も浅くなる）→CO_2の貯留→CO_2ナルコーシスを起こしている可能性があります。

医師により、動脈血を採取しました。採取された血液を用いて、血液ガス分析を行うと、右のような結果が示されました。

血液ガスでCO_2の貯留がみられます。

pH：7.320
$PaCO_2$：79mmHg
PaO_2：77mmHg

やること③ 二酸化炭素を除去するための対応

　呼吸抑制によって貯留したCO_2を強制的に換気するために、バッグバルブマスクを用いた換気を行うか、あるいは意識障害が高度であれば気管挿管をして換気を行うことが必要になるかもしれません。原因がベンゾジアゼピン系薬剤であれば、拮抗薬により覚醒を促すことはできるかもしれません。

　上記の処置などが必要になることを想定し、処置や薬剤の準備をする必要があります。

※呼吸抑制の原因は脳血管疾患や中毒症状などほかにもいろいろとあります。今回はベンゾジアゼ
　ピン系薬剤を用いたことによる呼吸抑制と意識障害について着目して解説しましたが、患者さん
　の背景などをふまえたアセスメントが必要になります。

やること④ 継続的なモニタリング

　やること③により$PaCO_2$が正常化したかどうかを評価するために血液ガス分析を再度行ったり、$PaCO_2$が正常化しても、同じような状況によって再び$PaCO_2$が貯留する可能性があります。呼吸状態、意識状態を継続して観察する必要があります。

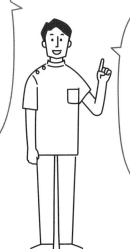

血液ガスによる呼吸の
評価について解説してきました。

呼吸状態を評価するうえで
血液ガス分析は
とても有用な検査の1つです。
基準値や背景理論を
しっかり理解し、臨床で
活用できるようにしましょう。

血液ガス分析でわかる
呼吸状態を示す指標は、
全身状態のバランスを示す
情報でもあります。

PART2 では、
全身状態を理解するための
酸塩基平衡について
説明していきます。

\ column /

(臨床で使える知識①) **血液ガスはどこから採取するの？**

　血液ガス分析を行うためには、血液を採取しなければなりません。しかし、どこからでも無闇に採取してよいというわけではありません。

　ではどこから採取するのがよいのでしょうか。

　一般的に、血液ガス分析をする場合には、体の中の血中に含まれる酸素の量や二酸化炭素の量がみたいので、それらを正確に反映するためには動脈から血液を採取する必要があります。動脈といっても、全身にはいろいろな動脈が存在します。動脈血を採取する際には、簡便に、苦痛なく、安全に採取することが重要です。ですので、皮膚の近くに走行している、①橈骨動脈、②上腕動脈、③大腿動脈がよく採取される部位になります。

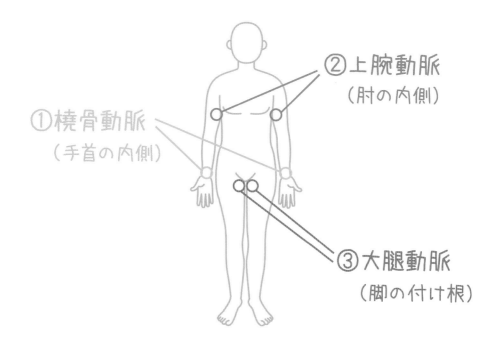

②上腕動脈
（肘の内側）

①橈骨動脈
（手首の内側）

③大腿動脈
（脚の付け根）

　動脈穿刺時には以下の点に注意しましょう。

動脈穿刺の合併症
- 血腫（皮下や筋肉内に血液が漏れてしまう）
- 神経損傷（しびれなどを確認しましょう）
- 穿刺部の感染

> 穿刺する際は、21〜23G針を使用する！

穿刺時の無痛性は、安全性とは逆で
①＜②＜③ といわれています。

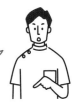

〈穿刺部位の安全性〉

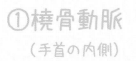（手首の内側）　＞　②上腕動脈（肘の内側）　＞　③大腿動脈（脚の付け根）

　大腿動脈の横には神経が走行しているため、神経損傷や血腫形成のリスクが高いです。大腿動脈から採取した場合には、必ずしびれなどの神経症状と、血腫ができていないか皮膚の色調や隆起などを確認しましょう。

　臨床では、患者さんの苦痛の状況などを考えて、大腿動脈からの穿刺が多いと思います。ただ、大腿動脈穿刺後は患部が下着の下になってしまうため、血腫の発見が遅れてしまう可能性もあります。定期的な観察を行うようにしましょう。

　特に凝固異常がある患者さんや抗血小板薬などの内服がある患者さんは止血が難しい場合があります。止血を完全に確認できるまで、圧迫止血するのがポイントです。

　また、これらの3つの採血部位において、以下のことがある場合には、穿刺は避けるべきといわれています。

　動脈を穿刺する前には、必ず禁忌を確認した後に行いましょう。

〈採取部位の禁忌〉

①橈骨動脈…末梢循環不全、尺骨動脈閉塞、シャント

②上腕動脈…末梢循環不全、シャント

③大腿動脈…末梢循環不全、下肢の動脈疾患

PART 1
血液ガス分析でわかる　呼吸状態

37

\ column /

（臨床で使える知識②）**血液ガスはどのように採取するの？**

血液ガス分析を行う場合は、基本的には動脈血です。

看護師は動脈に穿刺することはできませんので、医師が行うことになります。しかし、看護師は動脈穿刺の介助をする必要があるので、どのように動脈血を採取するかを理解しておく必要があります。

動脈血を採取する方法は、❶専用のシリンジで直接穿刺する、もしくは❷通常のシリンジで吸引して、専用のシリンジに移し替える（移し替えるときに、針刺予防のために、3方活栓を使うことがある）という2つのパターンがあります。

方法①　血液ガス分析専用の
シリンジで採取

方法②　通常のシリンジに採取して、血液ガス分析専用のシリンジに移し替える

1.5mL程度吸引できるが、
検査は1mL程度で可能

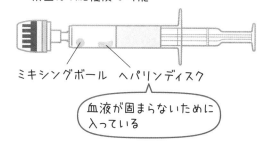

ミキシングボール　ヘパリンディスク

血液が固まらないために入っている

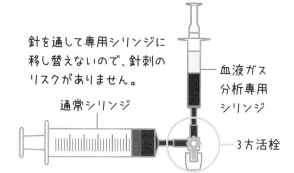

針を通して専用シリンジに移し替えないので、針刺のリスクがありません。

通常シリンジ

血液ガス分析専用シリンジ

3方活栓

採取時に注意しなければならないのが、血液の溶血です。

強く吸引すると、血液が溶血してしまい、正しい数値が測定できないことがあります。カリウムの異常な高値など、極端な数値が検出された際には、溶血の可能性があるので、もう一度採血することも検討してみてください。

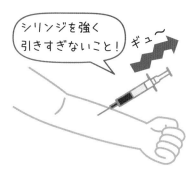

シリンジを強く引きすぎないこと！　ギュ～

正常な赤血球

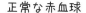

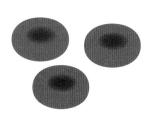

溶血した赤血球

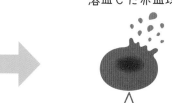

強く吸引すると溶血し、細胞内に含まれるK^+が高値となってしまう

PART

2

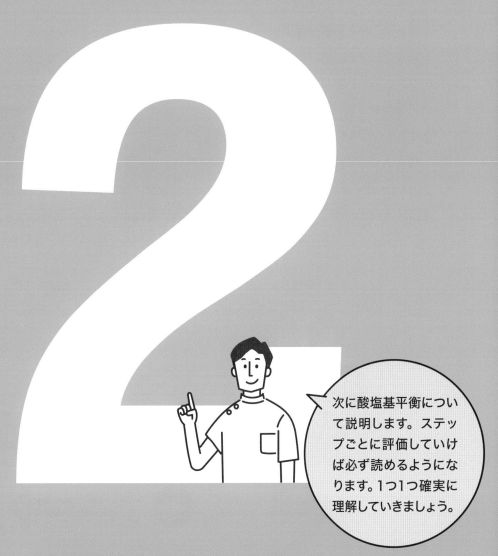

次に酸塩基平衡について説明します。ステップごとに評価していけば必ず読めるようになります。1つ1つ確実に理解していきましょう。

血液ガス分析でわかる

酸塩基平衡

1 酸と塩基

　最初に、酸と塩基とは何かについて、考えてみましょう。

　酸性といえば、酢（酢酸）やレモンなど、一般的に酸っぱいものにあたります。一方、塩基というとわかりにくいですよね。塩基はアルカリのことを示しています。家庭で使われる漂白剤や石けんなどヌルヌルとしたものが含まれます。酸っぱさ（酸性）やヌルヌルさ（アルカリ性）を表す単位として「pH（ピーエイチ、ペーハー）」があります。

　酸とアルカリ性の程度であるpHは、何で決められているのでしょうか。

　pHは水素イオン（H$^+$）で決められていて、水素イオン濃度を対数（log）で表したものをpHとしています。つまり、H$^+$が多いと酸性、少ないとアルカリ性になります。

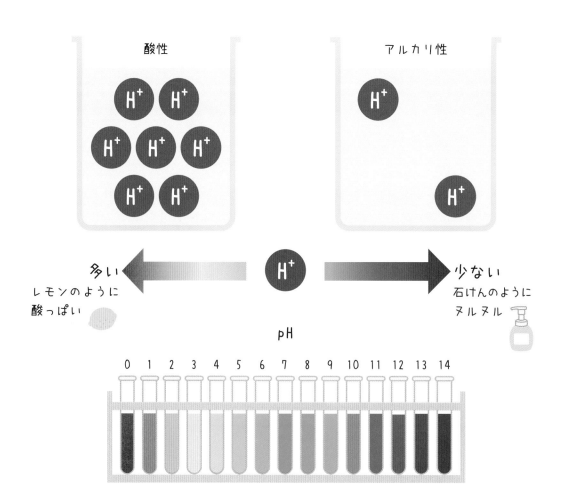

それでは、ヒトの血液のpHは酸性、アルカリ性のどちらでしょうか。また、どのように調整されているのでしょうか。これを知るためには、酸塩基平衡について理解する必要があります。

ヒトの血液はpH7.35〜7.45の弱アルカリの限られた範囲に調節されます。これは、この範囲が細胞にとって最も活動することができるからです。何らかの問題で、**体内のpHのバランスが酸性に傾いた状態を「アシデミア」、アルカリ性に傾いた状態を「アルカレミア」**といいます（詳しくはp.44参照）。

ヒトの体は、さまざまな機能を駆使して、pH7.35〜7.45となるように整えようとしています。この機能のことを、酸塩基平衡といい、簡単にいうと、酸と塩基の釣り合い（バランス）のことです。

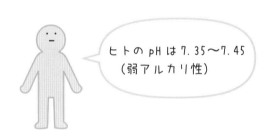

ヒトの pH は 7.35〜7.45
（弱アルカリ性）

細胞が最も活動できる範囲

7.35↔7.45

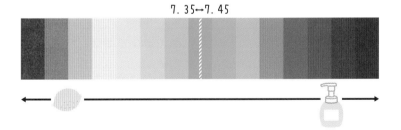

アシデミア　　　　　　　　　　アルカレミア

0　　　　　　　　　　7.35〜7.45　　　　　　　　14

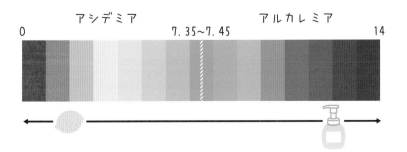

2 代償

　細胞はpH7.35〜7.45のときに元気に動くことができます。「酸」が極端に多くなったり少なくなったりすると、細胞は元気に動くことができなくなります。そのため、体は水素イオン（H^+）を排泄しようとしたり、ため込もうとします。この体のはたらきのことを「**代償**」といいます。

　つまり、代償とは、**pHを正常値に戻そうとする作用**のことです。

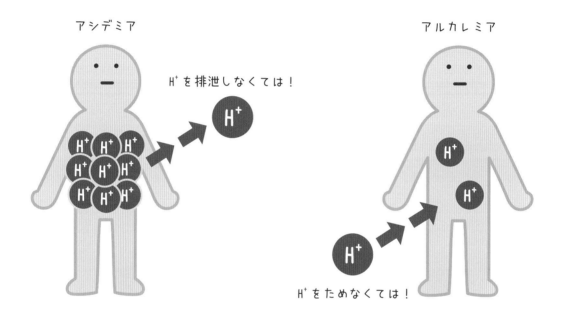

　代償にはいくつかのタイプがあり、最も効率的に代償を行ってくれるのが「**重炭酸緩衝系**」です。重炭酸緩衝系では、「肺」で二酸化炭素（CO_2）を調整し、「腎臓」でH^+や重炭酸イオン（HCO_3^-）を調整します。

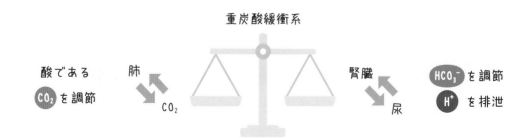

人体は細胞の代謝により、不要物としてCO_2が産生されます。CO_2が血液（H_2O）に溶けると、炭酸（H_2CO_3）になります。H_2CO_3は非常に不安定な物質なので、すぐにH^+とHCO_3^-に分解されます。要するに、CO_2が体内に多くたまると、H^+が多くたまるということになります。

逆に体内に存在するHCO_3^-は、H^+と結合してH_2CO_3となり、CO_2とH_2Oになります。

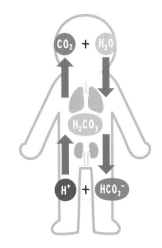

この関係を図に表すと、

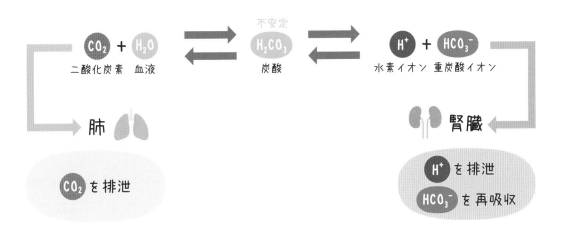

H^+を調整する要は、肺で調整をする「CO_2（正常値35〜45mmHg）」と腎臓で調整をする「HCO_3^-（正常値22〜26mmol/L）」です。

「肺」では呼気によってCO_2を体外に排泄し、pH（H^+）を調整します。

「腎臓」では、尿細管でHCO_3^-を再吸収したり尿の中にH^+を入れて排泄します。血液ガス分析では、**過剰なH^+を中和する役割であるHCO_3^-を指標**とします。

また、血液ガス分析では、「肺」と「腎臓」により調整された結果が「pH」になります。「肺」と「腎臓」は互いの異常を補う「代償」作用を発揮することもありますが、それぞれが単独に悪くなり逆に両者が同じ方向に向くと、一気に酸塩基平衡が悪化することもあります。

アシデミアとアルカレミア

臨床でpHが変化すると、どのような症状がみられるのでしょうか。

pHが7.35未満のことをアシデミア、pHが7.45以上になることをアルカレミアといいます。

呼吸性の因子が異常で腎臓で代償された結果、pHが7.4でも、それぞれ「アシドーシス」「アルカローシス」と表現します。

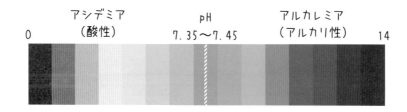

アシデミア　pH7.35未満

アシデミアになると、細胞のはたらきが悪くなるため、いろいろな症状が起こります。例えば不整脈、血圧低下や自律神経機能の低下などです。

臨床では、敗血症性ショックの際、昇圧薬を使用しているにもかかわらず、なかなか血圧が上昇しないということをよく経験します。これにはアシデミアが関連しているのです。

アルカレミア　pH7.45以上

例えば、呼吸が原因でアルカレミアになった場合には、CO_2、つまり「酸」が過剰に排泄されてしまいます。また、胃液などの酸性の体液が過剰に排泄されることによっても、「酸」が過剰に喪失されてしまうので、アルカレミアとなります。

臨床上、ただちに生命に直結するものではないですが、ヒトは、CO_2をはじめとする酸を産生するので、極端に塩基が多くなることは非常にレアな現象と考えられます。そのため、急激なアルカレミアは異常事態であることを認識しなければなりません。

〈アシデミアの症状〉

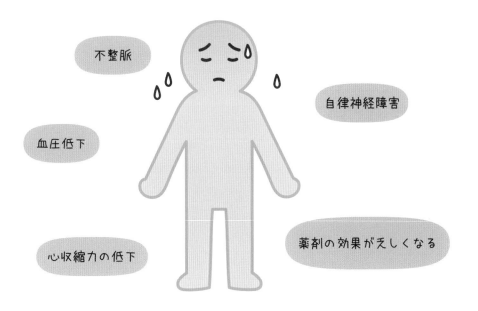

〈pH低下による症状と危険度のめやす〉

pH＜7.0	致死的	患者の意識はなく、いつ心停止してもおかしくない状態
pH＜7.1	急変に備える必要がある	不整脈などが生じて急変する可能性が非常に高い状態
pH＜7.2	ただちに治療を	ただちにアシデミアを補正する処置を行う必要がある状態
pH＜7.3	原因検索、医師に報告	さらにアシデミアが進行しないか注意深く観察する

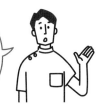

アシデミア、アルカレミアが体にとってよくないこと、
という点について理解できたと思います。次にアルカレミアと
アシデミアの原因や症状について具体的にみていきましょう。

アシデミアとアルカレミアは、それぞれの原因によって
「呼吸性」と「代謝性」に分類されます。

4 呼吸性アシドーシス

　呼吸機能が低下すると、O_2の取り込みが悪くなるだけでなく、CO_2の排泄もうまくできなくなる場合があります。例えば、呼吸不全で換気量が低下したとします。低換気になると、CO_2を排泄する量も減りますので、血中にCO_2がたまってしまいます。CO_2は体内で炭酸に変換され体内にH^+が増えます。結果、pHは酸性に傾きアシデミアとなります。呼吸が原因でアシデミアになっているため、「呼吸性アシドーシス」といいます。

〈呼吸性アシドーシスとは？〉

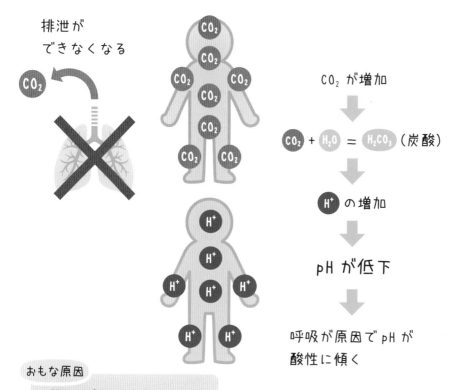

排泄が
できなくなる

CO_2 が増加

CO_2 + H_2O = H_2CO_3（炭酸）

H^+ の増加

pH が低下

呼吸が原因で pH が
酸性に傾く

呼吸性アシドーシス

CO_2 が
過剰に
蓄積

おもな原因
・慢性閉塞性肺疾患（COPD）
・気管支喘息
・急性呼吸窮迫症候群（ARDS）
・間質性肺炎

郵便はがき

料金受取人払郵便

小石川局承認

7179

差出有効期間
2024 年 4 月
20 日まで

このはがきは、
切手をはらずに
ご投函ください

112-8790

065

（受取人）

東京都文京区

小石川二丁目三—二三

照林社

書籍編集部 行

‖‖‖‖‖‖‖‖‖‖‖‖‖‖‖‖‖‖‖‖‖‖‖‖‖‖‖‖‖‖‖‖

□□□-□□□□		TEL	— —
都道府県	市区郡		

（フリガナ）	年齢
お名前	歳

あなたは　1.学生　2.看護師・准看護師　3.看護教員　4.医師　5.その他

学生の方　1.大学　2.短大　3.専門学校　4.高等学校　5.その他（　　　　）
　　　　　1.レギュラーコース　2.進学コース　3.准看護師学校

臨床の方　病棟名（　　　　　　）病棟　役職　1.師長　2.主任　3.その他（　　）
　1.大学病院　2.国公立病院　3.公的病院(日赤、済生会など)　4.民間病院(医療法人など)　5.その他（　　）

その他の所属の方　1.訪問看護ステーション　2.老人保健福祉施設　3.その他（　　）

看護教員の方　担当科目　1.総論　2.成人　3.小児　4.母性　5.その他（　　）

今後、出版物（雑誌・書籍等）のご案内、企画に関係するアンケート、セミナー等のご案内を希望される方は E-mail アドレスをご記入ください。

E-mail

『ナースが書いた 看護に活かせる血液ガスノート』
愛読者アンケート　　　　　(200582)

★ご愛読ありがとうございました。今後の出版物の参考にさせていただきますので、アンケートにご協力ください。

●現在、看護師になって何年目ですか？
　1.1年目　2.2～4年目　3.5年目以上

●本書はどのようにして購入されましたか？
　1.書店で　2.インターネット書店で　3.学会等の展示販売で
　4.その他（　　　　　　　　　　　　　　　　　　　　　　　　　）

●本書を何でお知りになりましたか？(いくつでも)
　1.書店で実物を見て　2.病院・学校から紹介されて
　3.友人・知人に紹介されて　4.書店店員に紹介されて　5.チラシを見て
　6.エキスパートナースの広告を見て　7.SNSで
　8.インターネットで調べて　9.その他（　　　　　　　　　　　　　　　）

●本書を購入いただいた動機は下記のどれですか？(いくつでも)
　1.タイトルを見て　2.表紙に惹かれて　3.目次を見て　4.執筆者・医学監修者を見て
　5.内容を立ち読みして　6.イラスト・写真が多かったから
　7.新しい情報が入っていたから　8.その他（　　　　　　　　　　　　　）

●本書をごらんになったご意見・ご感想をお聞かせください。
　1.やさしかった　2.難しかった　3.読みやすかった　4.読みにくかった
　5.内容は十分だった　6.物足りなかった　7.新鮮さを感じた
　8.従来の本と変わりなかった　9.レベルが高かった　10.レベルが低かった
　11.定価は（高い　普通　安い）
　12.その他（　　　　　　　　　　　　　　　　　　　　　　　　　　）

●「ナースが書いた 看護に活かせるノート」シリーズで、読みたい・学びたい
　内容・テーマがあれば教えてください。

●今、あなたが欲しいと思う本の内容・テーマがあれば教えてください。

呼吸性アシドーシスになると、どうなる？

　呼吸不全によってCO₂が貯留した場合、体内に酸が蓄積されます。その結果、pHが酸性に傾きます。pHが酸性に傾くことにより、細胞の活性が低下し、臓器の障害や最悪の場合、心停止してしまいます。

　腎臓による代償（p.58参照）が生じるまで数日かかるといわれています。そのため、ただちに人工呼吸などによる換気を行い、CO₂を排泄する処置を行う必要があります。

> **注意！**
> 　急性にCO₂が貯留した場合、交感神経が刺激され、高血圧、頻脈となることがあります。こうした患者さんに、一気にCO₂を排泄させる処置を行うと、交感神経の刺激が解除され、急激な血圧低下がみられることがあるので注意が必要です。

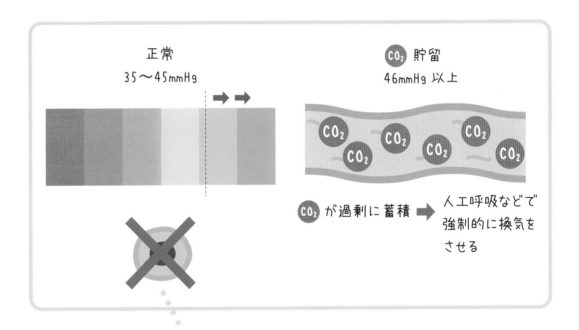

5 呼吸性アルカローシス

　細胞で産生されたCO_2が、換気過多により排泄されてしまうと、酸、つまり、水素イオン（H^+）が体内から排泄されます。結果、体のpHはアルカリ性に傾き、アルカレミア（p.44参照）となります。呼吸が原因でアルカレミアになっているため、「呼吸性アルカローシス」といいます。

〈呼吸性アルカローシスとは？〉

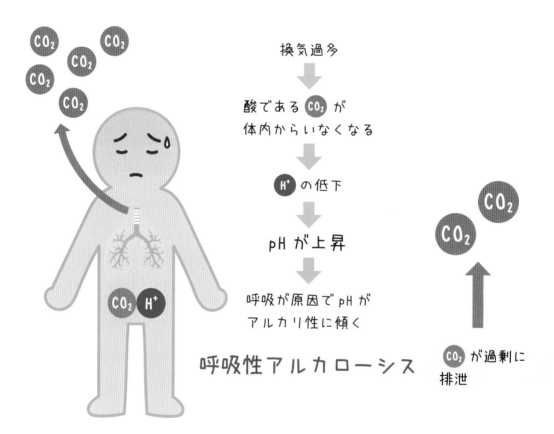

換気過多

酸である CO_2 が
体内からいなくなる

H^+ の低下

pH が上昇

呼吸が原因で pH が
アルカリ性に傾く

呼吸性アルカローシス

CO_2 が過剰に
排泄

おもな原因

・過換気症候群
・肺炎などによる呼吸数増加など
・人工呼吸器の設定ミス

呼吸性アルカローシスになると、どうなる？

CO_2の増減は、血管の平滑筋の緊張に影響を及ぼします。特に脳血管の拡張と収縮に敏感で、CO_2が低下すると脳血管の収縮が起こります。

また、CO_2が過剰に排泄されることで、酸塩基平衡のバランスをとるために、H^+を体に蓄えようとするはたらきが生じます。この代表的な作用としては、血液中に含まれるタンパク質の1つであるアルブミンに結合しているH^+を切り離すというものです。アルブミンは電気的な安定を維持するために、H^+の代わりにカルシウムイオン（Ca^{2+}）と結合します。その結果、低カルシウム血症となり、口の周りや手足のしびれなどの**テタニー**が出現します。

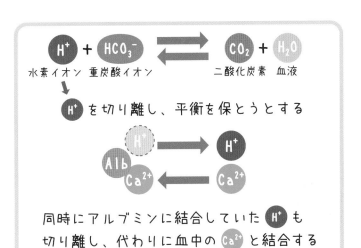

CO_2
血管の平滑筋緊張に影響
上昇：脳血管拡張
低下：脳血管収縮

H^+ + HCO_3^- ⇄ CO_2 + H_2O
水素イオン 重炭酸イオン 二酸化炭素 血液

H^+ を切り離し、平衡を保とうとする

Alb Ca^{2+} → H^+ ← Ca^{2+}

同時にアルブミンに結合していた H^+ も切り離し、代わりに血中の Ca^{2+} と結合する
結果的に低カルシウム血症となる

低カルシウム血症

テタニー
［口の周囲や手足のしびれ］

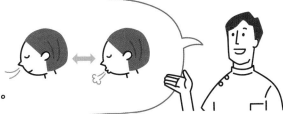

過換気症候群の患者さんが、このような症状が出現した場合には、息をゆっくり吐く呼吸法の指導をすると症状改善につながります。

6　代謝性アシドーシス

　腎機能が低下すると、重炭酸イオン（HCO_3^-）の再吸収や水素イオン（H^+）の排泄などの酸塩基の調節にかかわる機能が低下してしまいます。慢性腎不全では、HCO_3^-の再吸収やH^+の排泄ができなくなり、慢性的代謝性アシドーシスをきたすことがよく知られています。

　また、体内のアルカリ性の物質、例えば下痢やイレオストミーなどの人工肛門（ストーマ）から大量の腸液が失われれば代謝性アシドーシスになることがあります。腸液はアルカリ性なので、下痢などによって塩基を失うことになります。その結果、体の中が酸性に傾き、代謝性アシドーシスになります。

〈代謝性アシドーシスとは？〉

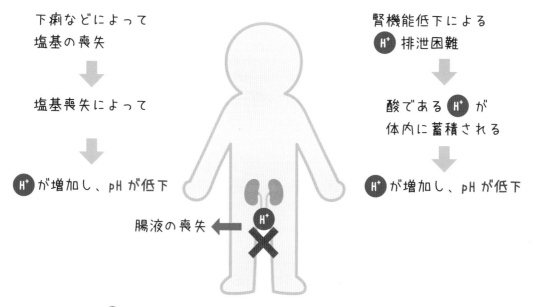

下痢などによって
塩基の喪失

↓

塩基喪失によって

↓

H^+ が増加し、pH が低下

腎機能低下による
H^+ 排泄困難

↓

酸である H^+ が
体内に蓄積される

↓

H^+ が増加し、pH が低下

腸液の喪失 ←

H^+ が過剰に蓄積されることで pH が酸性に傾く

代謝性アシドーシス

　ほかにも、正常とは異なる代謝によって、代謝性アシドーシスになることがあります。乳酸アシドーシスと糖尿病性ケトアシドーシスです。この後、それぞれ詳しく説明していきます。

代謝性アシドーシスの例❶　乳酸アシドーシス

　私たちは通常、酸素を使ってグルコース（ブドウ糖）からエネルギーをつくり、老廃物として二酸化炭素（CO_2）を排泄します（下図-左）。CO_2は肺から排泄されるので、蓄積されることはありません。

　酸素がない状況では、酸素なしでグルコースをエネルギーに変換する作業を細胞の中で行います。これを嫌気性代謝（酸素なしでの代謝）といいます。嫌気性代謝では、エネルギー産生の結果生じる老廃物は**乳酸**として血液中に排泄されます（下図-右）。

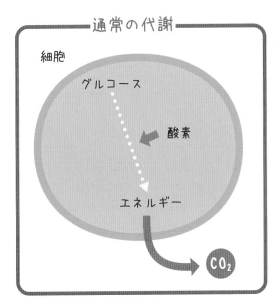
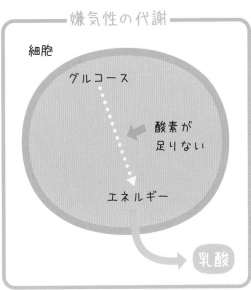

　乳酸値が高くなると、どのようなことが生じるのでしょうか。

　乳酸は文字どおり、酸性の物質です。そのため、乳酸が蓄積するとpHは酸性に傾きます。これを乳酸アシドーシスといいます。

　乳酸値の異常値は 2 mmol/L（18mg/dL）以上とされており、代謝性アシドーシスの要因となります。

　医療者が患者さんを見て「何か様子がおかしい」と感じたとき、血液ガス分析の結果をみてみると乳酸値が高値なことがあります。乳酸の蓄積は体内に何らかの異常が生じているという情報源になります。

　では、どのようなときに乳酸値が上がってしまうのでしょうか。

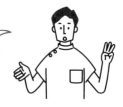

乳酸値が上昇する原因は大きく分けると、
3つの状況が考えられます。

①低酸素血症

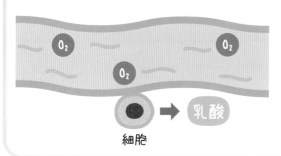

取り込む酸素が少ない
(例：重症呼吸不全による低酸素血症など)

②主要動脈の閉塞

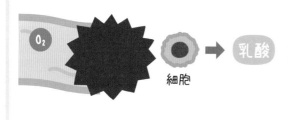

主要な臓器に血液が流れてこない
(例：腸管壊死など)

③血圧低下や血液量の減少

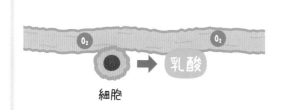

血液が少ないことによって
細胞・組織に血液が流れてこない
(例：敗血症性ショック、高度脱水、
高度貧血など)

いずれも細胞に酸素が届かない状況です。

③はいろいろな状況下で生じますが、一般病棟で遭遇する代表的な場面は**敗血症性ショック**です。

敗血症とは、「感染症によって重篤な臓器障害が引き起こされる状態」と定義されています。感染症によって、炎症性物質が体内に充満することで血管拡張が起こり、血圧が低下し、臓器の血流が維持できなくなることが問題となるのです。

　細胞に血流が届かなくなるわけですから、酸素も届かず細胞の中で正常な代謝ができなくなってしまいます。

　例えば、胆管炎や尿路感染、肺炎などの患者さんが頻脈や血圧低下、意識障害などの症状が出現していたとします。こうした症状が出ている場合には敗血症となっている可能性があり、そのときに血液ガス分析を行ってみると乳酸値が高くなっていることがあります。

　乳酸値だけで敗血症と診断することはできませんが、循環不全によって、体に異常が生じているということはわかります。

　乳酸値が高値であった場合には、敗血症をはじめとした①～③のような異常が生じているかを考える必要があります。

　また、昇圧薬の使用、細胞外液などの点滴、酸素の量の増減などの介入を行った後は、再度、乳酸値を確認して、データに改善がみられるかを評価します。

Topics　「呼吸数」と「代謝性アシドーシス」との関係性

「代謝性アシドーシス」と代償するため（$PaCO_2$を下げてアルカローシスをつくろうとする）、呼吸数が増加します。頻呼吸を見つけたら「代謝性アシドーシス」を疑ってみてください。

ワンポイント

　人は生きる過程で、常に余計な酸を作り出しています。この余計な酸のことを「固定酸」と呼びます。1日に作り出される固定酸は1 mEq/kg/day程度産生され、それを中和するために、酸塩基平衡がはたらきます。

　すなわち、私たちの体には、アシデミアを常に中和しようとするはたらきが体に備わっていて、ある程度のアシデミアには強くできているのです。

　しかし、極端に心拍出量が少なくなって乳酸がたまったり、腎機能が悪化し酸の排泄や酸の中和が困難となってしまうことがあります。こうした酸との戦いの障害になる病態を早期に発見し、それに応じたケアをするというのは、看護師にとって重要な視点だと思います。

代謝性アシドーシスの例❷ 糖尿病性ケトアシドーシス

　代謝性アシドーシスの原因となる、通常とは異なる代謝の１つに「糖尿病性ケトアシドーシス」があります。

　ヒトはグルコース（ブドウ糖）を用いてエネルギーに変換することで、筋肉を動かしたり、脳で考えたりすることができます。正常な状態では、細胞内にグルコースを取り込む際、膵臓から分泌される**インスリン**のはたらきによってグルコースを取り込みます。つまり、インスリンがないとグルコースは細胞内に取り込まれないのです。

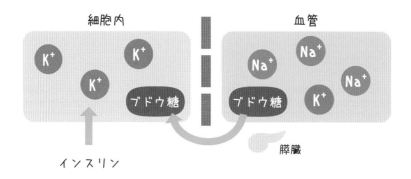

　さらに、細胞内にグルコースが取り込まれないと、脳はグルコースが足りないと錯覚し、体の中の脂肪酸をグルコースに変えて、血糖を上げようとします。この脂肪酸をグルコースに変換した際に生じる老廃物が、「**ケトン体**」です。ケトン体は酸性の物質なので、これが蓄積されると、アシドーシスとなります。

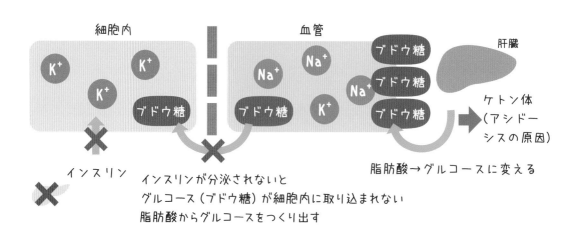

糖尿病性ケトアシドーシスには、「**クスマウル大呼吸**」という有名な症状があります。$PaCO_2$を低下させる代謝性アシドーシスの代償によって生じているものです。

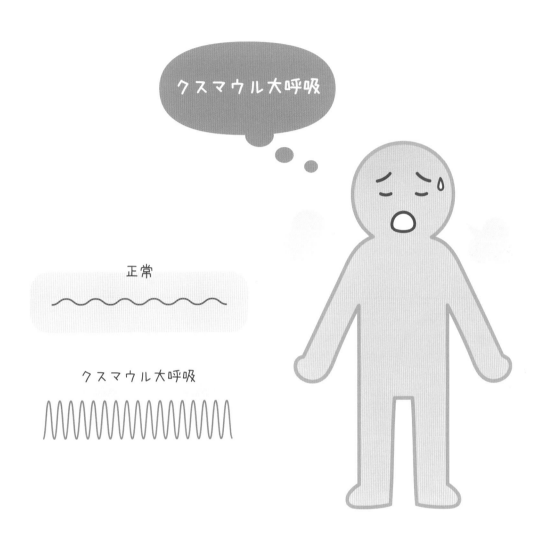

ワンポイント

クスマウル大呼吸は、深く大きく規則的な呼吸が特徴的な呼吸様式です。代謝性アシドーシスを呼吸によって補正するために生じる生体反応の1つになります。

代謝性アルカローシス

　「腎臓」は、尿細管で重炭酸イオン（HCO_3^-）を再吸収したり水素イオン（H^+）を尿として排泄するようなはたらきを担っています。HCO_3^-が増えるとH^+も中和されやすくなるので体内のH^+が少なくなる、つまり、アルカレミアになります。**腎臓のはたらきが原因でアルカレミアになるため、「代謝性アルカローシス」といいます。**

　原因としては、血流量の減少、アルドステロンの上昇、クロール（Cl^-）の欠乏などが考えられます。また、単純に胃酸などの酸が体外に排泄されてしまうことでも代謝性アルカ

〈代謝性アルカローシスとは？〉

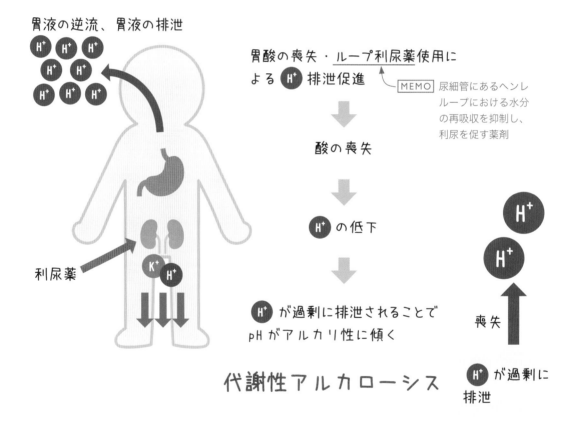

胃液の逆流、胃液の排泄

胃酸の喪失・ループ利尿薬使用による H^+ 排泄促進

MEMO 尿細管にあるヘンレループにおける水分の再吸収を抑制し、利尿を促す薬剤

酸の喪失

H^+ の低下

利尿薬

H^+ が過剰に排泄されることで pH がアルカリ性に傾く

喪失

H^+ が過剰に排泄

代謝性アルカローシス

おもな原因
・胃液の喪失
・ループ利尿薬の使用

ローシスになります。臨床では、ループ利尿薬によりカリウムイオン（K⁺）と一緒にH⁺が排泄されることによってアルカローシスになることがあります。

代謝性アルカローシスになると、どうなる？

H⁺が過剰に排泄されることで、酸塩基平衡のバランスをとるために、H⁺を体に蓄えようとするはたらきが生じます。この後、呼吸性アルカローシスと同じ原理がはたらきます。アルブミンに結合しているH⁺を切り離し、体の中にH⁺をため込もうとするわけです。アルブミンはH⁺の代わりにカルシウムイオン（Ca²⁺）と結合します。

その結果、低カルシウム血症となり、筋肉の緊張などのテタニー症状が出現します。また、高度なアルカレミアは、意識障害、けいれんなどの症状をきたすことがあります。

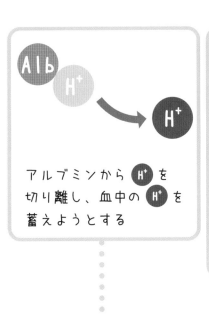

アルブミンから H⁺ を
切り離し、血中の H⁺ を
蓄えようとする

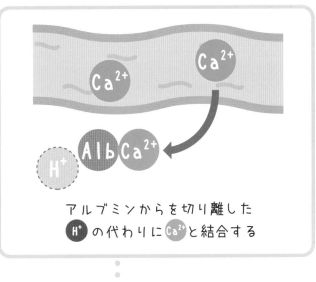

アルブミンからを切り離した
H⁺ の代わりに Ca²⁺ と結合する

低カルシウム血症

テタニー

対応
代謝性アルカローシスに伴う低カルシウム血症（テタニー）についてはカルシウム製剤を投与することが一般的です。

代償反応を理解する

　p.41で解説したように、ヒトの体は、体液のバランスを一定にしようとするはたらきがあります。

　例えば、代謝性アシドーシスになった場合には、呼吸によって体内の酸の量を調整しようとします。逆に、呼吸性アシドーシスとなった場合には、それを腎臓のはたらきによって補正しようとします。

　このように、**酸性あるいはアルカリ性に傾いた状態を、肺あるいは腎臓で元に戻そうとするはたらきを代償反応**といいます。

　代償反応にはいくつか制限があります。

❶$PaCO_2$とHCO_3^-は同じ方向に変化する。

　$PaCO_2$が下がればHCO_3^-も下がる。$PaCO_2$が上がればHCO_3^-も上がる。

❷pHは正常に近づくけれど、完全には正常化しない。

❸代償反応のスピードは、肺は速く、腎臓は遅い。

　肺で$PaCO_2$を排泄するのは速いけれど、腎臓でHCO_3^-を調整するには時間がかかる。

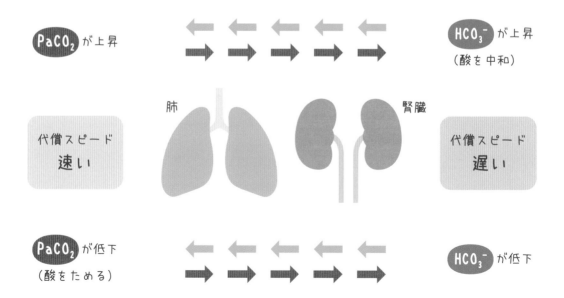

ここで重要なのは、**アシデミアあるいはアルカレミアが生じた際に、適正に代償を行えているのかについて把握すること**です。

　例えば、代謝性アシドーシスであるにもかかわらず、$PaCO_2$が高いことがあります。この場合、$PaCO_2$がなかなか下がらない、つまり、換気も障害されている可能性を考える必要があります。ほかにも、呼吸性アシドーシスであるにもかかわらず、HCO_3^-が低い場合には、腎機能に障害をきたしているかもしれません。

p.44〜57をまとめると…

　pH7.4を基準に酸性かアルカリ性か判断し、その原因が「呼吸」か「代謝」かを判断することで酸塩基平衡の異常を見分けることができます。

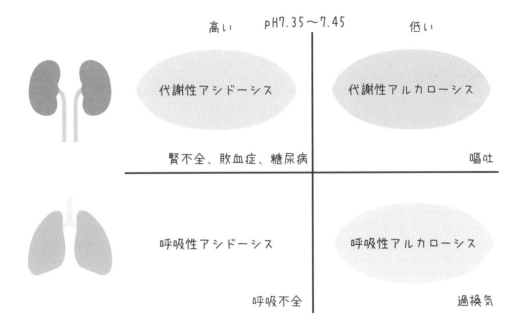

pH7.35〜7.45

高い　　　　　　　　　　　　　低い

代謝性アシドーシス　　　　　代謝性アルカローシス

腎不全、敗血症、糖尿病　　　　　　　　　　嘔吐

呼吸性アシドーシス　　　　　呼吸性アルカローシス

呼吸不全　　　　　　　　　　　　　　過換気

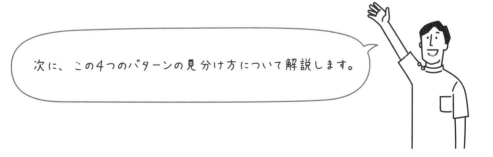

次に、この4つのパターンの見分け方について解説します。

9 血液ガス分析をみる ステップ

ここまでpHについて、アシドーシス、アルカローシスについて説明してきました。これまでの内容を振り返りながら、血液ガス分析の解釈ができるようになりましょう。

ステップ① pHをチェック (p.61)

血液のpHをみて、アシデミアかアルカレミアかを評価します。

ステップ② pHの変化は呼吸性か？ 代謝性か？ (p.61)

血液のpHの酸性、アルカリ性への変化が呼吸性か・代謝性かを判断します。このときは、$PaCO_2$あるいはHCO_3^-の変化をみます。

ステップ③ 代償反応は適切か？ (p.63)

アシドーシス、アルカローシスの変化に対して代償できているのか、そして適切に代償されているのかをみます。

代謝性アシドーシスがあれば

ステップ④ アニオンギャップの計算 (p.65)

代謝性アシドーシスがあれば、アニオンギャップというのを計算します。

ステップ❶ **pHをチェック**

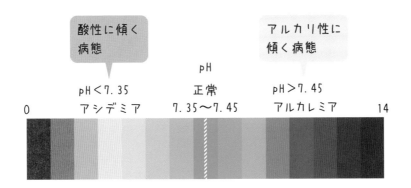

酸性に傾く
病態

アルカリ性に
傾く病態

pH
pH＜7.35　　　正常　　　pH＞7.45
0　　　　アシデミア　　7.35〜7.45　　アルカレミア　　　14

注意!　pHが正常であっても、呼吸や代謝に異常がないわけではありません。呼吸や代謝に異常が生じているが、代償反応によってpHが保たれている可能性があります。ですので、必ず次のステップに進み、呼吸や代謝に異常がないか確認する必要があります。

ステップ❷ **pHの変化は呼吸性か？　代謝性か？**

　pHの変化が呼吸性なのか、代謝性なのかを考えましょう。呼吸性は「$PaCO_2$」、代謝性は「HCO_3^-」で評価していきます。

呼吸性評価
$PaCO_2$
正常 35〜45mmHg

代謝性評価
HCO_3^-
正常 22〜26mEq/L

ステップ4（p.65）で説明する「アニオンギャップ」も評価する必要が出てきます。

アシデミア　**pH7.35未満**

$PaCO_2 > 45mmHg$

呼吸性アシドーシス

$HCO_3^- < 22mEq/L$

代謝性アシドーシス

アルカレミア　**pH7.45以上**

$PaCO_2 < 35mmHg$

呼吸性アルカローシス

$HCO_3^- > 26mEq/L$

代謝性アルカローシス

　呼吸性アルカローシス・アシドーシスと代謝性アルカローシス・アシドーシスは、それぞれ急性変化・慢性変化があります。

例　救急外来に搬送された慢性呼吸不全の患者さん

　　搬送時の血液ガス分析　pH7.21、$PaCO_2$: 70mmHg、HCO_3^-: 30mEq/L

　呼吸性アシドーシスであることは明らかです。呼吸性アシドーシスの代償のためにHCO_3^-が上がるまでには時間がかかりますが、この症例の場合、いつからHCO_3^-が上がっているのかわかりません。

例　慢性腎不全で来院した患者さん

　来院時の血液ガス分析　pH7.34、$PaCO_2$: 29mmHg、HCO_3^-: 17mEq/L、Cl: 115mEq/L

　この症例は代謝性アシドーシスですが、HCO_3^-がいつから低下していたかはわかりません。

---

pHの急性・慢性の変化は、既往歴や経過から判断することが必要です。

ステップ❸　代償反応は適切か？

次に、代償が適切に行われているのかについて、症例をもとにみてみましょう。

例

　　昨日から、敗血症性腎障害で尿量が減少しており、朝方から血圧が低下し、頻呼吸で24回/分（正常は22回/分未満）となっている。

pH 7.31
PaCO₂：33mmHg
HCO₃⁻：18mEq/L

ステップ❶　pHをチェック
pH7.31は酸性なのでアシデミア

ステップ❷　pHの変化は呼吸性か？　代謝性か？
PaCO₂：33mmHgで正常、HCO₃⁻：18mEq/Lなので代謝性アシドーシス

基準値
pH 7.35〜7.45
PaCO₂：40mmHg
HCO₃⁻：24mEq/L

ステップ❸　代償反応は適切か？
PaCO₂：33mmHgで二酸化炭素（酸）を排泄しようとしている。

　少しややこしいですが、代償反応が適切かを評価するための計算式があります。これは、酸塩基平衡の異常のタイプによって異なります。

上がる幅を「Δ」で示す

酸塩基平衡の種類	代償反応の予測範囲
急性呼吸性アシドーシス	$\Delta HCO_3^- = \Delta PaCO_2 \times 0.1$
慢性呼吸性アシドーシス	$\Delta HCO_3^- = \Delta PaCO_2 \times 0.4$
急性呼吸性アルカローシス	$\Delta HCO_3^- = \Delta PaCO_2 \times 0.2$
慢性呼吸性アルカローシス	$\Delta HCO_3^- = \Delta PaCO_2 \times 0.4$
代謝性アシドーシス	$\Delta PaCO_2 = \Delta HCO_3^- \times 1.2$
代謝性アルカローシス	$\Delta PaCO_2 = \Delta HCO_3^- \times 0.6$

Ayers P, Warrington L. Diagnosis and treatment of simple acid-base disorders. *Nutr Clin Pract* 2008; 23(2): 122-127.

　この症例のように代謝性アシドーシスでは代償反応であるPaCO$_2$の上がり幅を計算するために、現在、基準値からどの程度HCO$_3^-$が増加しているか（ΔHCO$_3^-$）を確認していきます。

　症例は代謝性アシドーシスなので、ΔHCO$_3^-$に1.2を乗じることで、PaCO$_2$の上がり幅（ΔPaCO$_2$）を予測することができます。

　上の症例を換算式に照らし合わせてみてみると、

$$（24_{（基準値）} - 18_{（実測値）}） \times 1.2 = 7.2$$

$$予測されるPaCO_2: 40 - 7.2 = 32.8mmHg$$

　現在の数値（33mmHg）と近似値であるため、適切な代償と判断することができます。このとき、PaCO$_2$の低下がない場合、呼吸性アシドーシスなどを合併していることを考えます。病態が複合している可能性も念頭におきながら、血液ガス分析を読む視点も重要です。

ワンポイント

　例えば、pHが7.20ということはアシデミアであることは確かです。その内訳は、PaCO$_2$: 29mmHgなので呼吸性アルカローシス、HCO$_3^-$が18mmol/Lなので、代謝性アシドーシス。この両者のバランスの結果、最終的にpHが7.20となっています。

　この血液ガスを見たときには、代謝性アシドーシスが原疾患で、それを代償しようとして呼吸性アルカローシスになっていると解釈することができます。

　要するに、呼吸と代謝のせめぎ合いの結果、pHがアシデミアかアルカレミアのどちらに傾いているのかを評価することが重要です。

ステップ④　アニオンギャップの計算

ステップ② で代謝性アシドーシスがわかったときに、さらに原因を鑑別するために、アニオンギャップ（anion gap: AG）を計算します。アニオンギャップは、血液中の測定されない陰イオンの量のことを示しています。

ヒトの細胞外の中の陽イオンと陰イオンは等しいという前提があります。

陽イオンの大部分が「Na^+」であり、陰イオンのほとんどが「Cl^-」と「HCO_3^-」です。この測定されない陰イオンには、リン酸や硫酸などが含まれています。つまり陽イオンと陰イオンを差し引くことによって、測定されない陰イオン（AG）を算出することができます。

〈アニオンギャップとは？〉

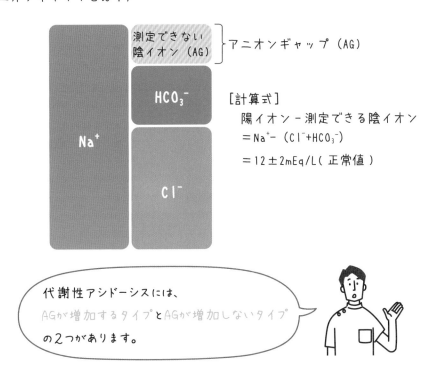

代謝性アシドーシスには、AGが増加するタイプとAGが増加しないタイプの2つがあります。

AG上昇型代謝性アシドーシスの代表的な要因には乳酸アシドーシスがあり、AG非上昇型代謝性アシドーシスの代表的な要因に高クロール性代謝性アシドーシスがあります。それぞれ介入方法はまったく異なります。代謝性アシドーシスの原因はいくつか考えられ、その原因について理解することが適切なケアにつながります。

最終的に、これらのステップで明らかになった状況に対して適切に対処する必要があります。

〈 AG上昇型 代謝性アシドーシス〉

● 代謝性アシドーシスの場合は、HCO_3^- が減少します。

● 陽イオンと陰イオンの和は等しいという前提があるので、
　HCO_3^- が低下した代わりに、ほかの陰イオンが増加しバランスをとろうとします。

● 代表的な原因は乳酸アシドーシス（p.51）です。乳酸は陰イオンですが
　通常ごく少量しか体の中にありません。乳酸が上昇し、HCO_3^- が低下することは
　臨床でよく遭遇する状況です。

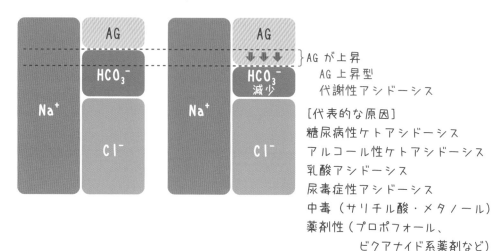

}AGが上昇
　　AG上昇型
　　代謝性アシドーシス

[代表的な原因]
糖尿病性ケトアシドーシス
アルコール性ケトアシドーシス
乳酸アシドーシス
尿毒症性アシドーシス
中毒（サリチル酸・メタノール）
薬剤性（プロポフォール、
　　　　　ビグアナイド系薬剤など）

〈 AG非上昇型 代謝性アシドーシス〉

● 陽イオンと陰イオンの和は等しいという前提がありましたね。体内の陰イオンは、
　Cl^- が増加した場合、AGは変わらず、Cl^- が増加したぶん、HCO_3^- だけが
　減少することがあります。

● 代表的な原因としては下痢による体液損失や、生理食塩水などのCl^-を多く含む輸液を
　大量に投与した後などに生じることがあります。

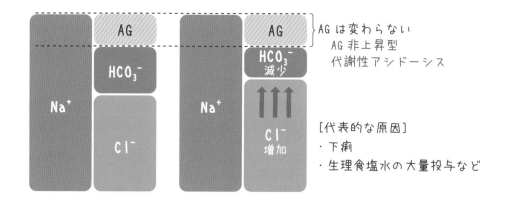

}AGは変わらない
　AG非上昇型
　代謝性アシドーシス

[代表的な原因]
・下痢
・生理食塩水の大量投与など

血液ガスをみるステップのまとめ

　最後に、血液ガス分析の結果から、患者さんの病態が自分が判断したアシデミアあるいはアルカレミアの症状とリンクしているのかを確認する必要があります。そして、臨床症状を改善する介入が必要です。

　例えば

呼吸性アシドーシス であれば…呼吸抑制や換気障害が生じていないか？

呼吸性アルカローシス で過換気になっているのであれば…呼吸数が増加している原因は何か？

代謝性アシドーシス であれば…循環不全が出ていないのか、代償しているのであれば、苦しそうな呼吸になっていないか？

　AG上昇型の代謝性アシドーシスのときに、呼吸数の増加などで代償が適切に行われており、循環は維持されていることがあります。しかしそれは、今は追いつく範囲で代償が行われているだけです。

　代謝性アシドーシスということは体の中に何かが起きていて、今後、代償が追いつかなくなれば、全身状態は一気に悪化するリスクもあるのです。

　つまり、代償が起きているからOKと判断するのではなく、そもそもの原因を除去しようとするアクションを起こさないといけないのです。

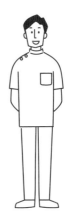

看護師が血液ガス分析を読めるようになったら、異常が早期に発見でき、異常に対する介入が早くなることは間違いありません。
みなさんのアセスメントが患者さんの予後を左右するといっても過言ではないのです。

10 実際に血液ガス分析を読んでみよう

症例❶

　Aさんは慢性閉塞性肺疾患（COPD）を有しており、1週間前から風邪をひき、微熱と湿性咳嗽が続いた。今朝、呼吸困難が出現し、車椅子で外来を受診した。

- 呼吸数31回/分
- ルームエアでSpO_2: 80%

【血液ガス分析】
$pH7.25$
$PaCO_2$: 70mmHg
PaO_2: 41mmHg
HCO_3^-: 28mEq/L

 血液ガス分析を読む4ステップで考えてみましょう。

ステップ❶ pHをチェック
pH7.35よりも低いのでアシデミア

ステップ❷ pHの変化は呼吸性か？　代謝性か？
$PaCO_2$: 70mmHgで高値なので呼吸性

呼吸の評価のためにA-a DO_2を計算してみましょう。

$PAO_2 = 150 - 70/0.8 = 62.5mmHg$
A-aDO_2: $62.5 - 41 = 21.5$

A-aDO_2の正常値＝20mmHg以下

開大して、かつ低酸素
肺の問題、つまり、換気血流不均衡、拡散障害などが原因と考えられる。また、CO_2が貯留しているため、肺胞低換気も同時に関連していると考えられます。

ステップ③　代償反応は適切か？

HCO₃⁻：28mEq/Lで、やや高い

> 上がる幅を「△」で示す

酸塩基平衡の種類	代償性変化の予測範囲
急性呼吸性アシドーシス	$\Delta HCO_3^- = \Delta PaCO_2 \times 0.1$
慢性呼吸性アシドーシス	$\Delta HCO_3^- = \Delta PaCO_2 \times 0.4$
急性呼吸性アルカローシス	$\Delta HCO_3^- = \Delta PaCO_2 \times 0.2$
慢性呼吸性アルカローシス	$\Delta HCO_3^- = \Delta PaCO_2 \times 0.4$
代謝性アシドーシス	$\Delta PaCO_2 = \Delta HCO_3^- \times 1.2$
代謝性アルカローシス	$\Delta PaCO_2 = \Delta HCO_3^- \times 0.6$

急性呼吸性アシドーシスの場合、代償性変化の予測範囲の計算式は、
$\Delta HCO_3^- = \Delta PaCO_2 \times 0.1$です。

症例❶を計算式に照らし合わせてみてみると、

（40(基準値)－70(実測値)）×0.1＝3
予測されるHCO₃⁻：24＋3＝27mEq/L

現在の数値（28mEq/L）と近似値であるため、適切な代償と判断することができます。

> 代謝性アシドーシスがあれば

ステップ④　アニオンギャップの計算

代謝性アシドーシスではないため算出せず。

症例❶の所見

☑ 慢性呼吸不全患者の急性増悪が考えられます。

☑ 酸素化だけでなく、換気障害も出現していることから、ただちに呼吸の安定化を図る必要があります。

症例❷

　Bさんは、不安神経症の既往があり、抗うつ薬を定期的に内服していた。

　最近仕事が忙しく睡眠不足、過度のストレスを感じていた。仕事中に胸を締めつけられる感覚に襲われ頻呼吸となり、手指のしびれとこわばりが見られたため、同僚に付き添われ外来を受診した。

　外来を受診した際には、呼吸数30回/分と頻呼吸であった。

> ● 呼吸数30回/分
>
> 【血液ガス分析】
> pH7.56
> $PaCO_2$：21mmHg
> PaO_2：102mmHg
> HCO_3^-：21mEq/L

血液ガス分析を読む4ステップで考えてみましょう。

ステップ❶　pHをチェック
pH7.35よりも高いのでアルカレミア

ステップ❷　pHの変化は呼吸性か？　代謝性か？
$PaCO_2$：21mmHgなので呼吸性

ステップ❸　代償反応は適切か？

上がる幅を「△」で示す

酸塩基平衡の種類	代償性変化の予測範囲
急性呼吸性アシドーシス	$\Delta HCO_3^- = \Delta PaCO_2 \times 0.1$
慢性呼吸性アシドーシス	$\Delta HCO_3^- = \Delta PaCO_2 \times 0.4$
急性呼吸性アルカローシス	$\Delta HCO_3^- = \Delta PaCO_2 \times 0.2$
慢性呼吸性アルカローシス	$\Delta HCO_3^- = \Delta PaCO_2 \times 0.4$
代謝性アシドーシス	$\Delta PaCO_2 = \Delta HCO_3^- \times 1.2$
代謝性アルカローシス	$\Delta PaCO_2 = \Delta HCO_3^- \times 0.6$

呼吸性アルカローシスの場合、代償性変化の予測範囲の計算式は、
$\Delta HCO_3^- = \Delta PaCO_2 \times 0.2$です。

症例❷を計算式に照らし合わせてみてみると、

$$(40_{(基準値)} - 21_{(実測値)}) \times 0.2 = 3.8$$
予測される$PaCO_2$：$24 - 3.8 = 20.2mmHg$

現在の数値（21mEq/L）と近似値であるため、適切な代償と判断することができます。

代謝性アシドーシスがあれば

ステップ❹ アニオンギャップの計算

代謝性アシドーシスではないため算出せず。

症例❷の所見

- ☑ 過呼吸による呼吸性アルカローシスと考えられ、その症状としてテタニーが見られます。
- ☑ 安静を保ってもらい、吸った息をゆっくり吐き出すような呼吸法について指導します。
- ☑ 精神症状が過呼吸の要因となっている可能性もあるため、専門医の診察が受けられるように配慮することも必要です。

症例❸

Cさんは潰瘍性大腸炎を有していた。

3日前から下痢が持続し、治らないため外来を受診した。下痢のため、食欲もなく水分摂取もあまりできていなかった。

【血液ガス分析】
pH7.33
$PaCO_2$: 36mmHg
PaO_2: 100mmHg
HCO_3^-: 20mEq/L
Na^+: 134mEq/L
Cl^-: 102mEq/L

血液ガス分析を読む4ステップで考えてみましょう。

ステップ❶ pHをチェック
pH7.35よりも低いのでアシデミア

ステップ❷ pHの変化は呼吸性か？ 代謝性か？
$PaCO_2$: 36mmHgなので正常、HCO_3^-: 20mEq/Lなので代謝性

ステップ❸ 代償反応は適切か？
$PaCO_2$: 36mmHgなのでやや低値

上がる幅を「△」で示す

酸塩基平衡の種類	代償性変化の予測範囲
急性呼吸性アシドーシス	$\Delta HCO_3^- = \Delta PaCO_2 \times 0.1$
慢性呼吸性アシドーシス	$\Delta HCO_3^- = \Delta PaCO_2 \times 0.4$
急性呼吸性アルカローシス	$\Delta HCO_3^- = \Delta PaCO_2 \times 0.2$
慢性呼吸性アルカローシス	$\Delta HCO_3^- = \Delta PaCO_2 \times 0.4$
代謝性アシドーシス	$\Delta PaCO_2 = \Delta HCO_3^- \times 1.2$
代謝性アルカローシス	$\Delta PaCO_2 = \Delta HCO_3^- \times 0.6$

代謝性アシドーシスの場合、代償性変化の予測範囲の計算式は、$\Delta PaCO_2 = \Delta HCO_3^- \times 1.2$です。

症例❸を計算式に照らし合わせてみてみると、

$$(24_{(基準値)}-20_{(実測値)})×1.2=4.8$$
$$予測されるPaCO_2：40-4.8=35.2mmHg$$

現在の数値（36mmHg）と近似値であるため、適切な代償と判断することができます。

代謝性アシドーシスがあれば

ステップ❹ アニオンギャップの計算
代謝性アシドーシスのため以下の式で算出する。

計算式：$Na^+-(HCO_3^-+Cl^-)$を用いると

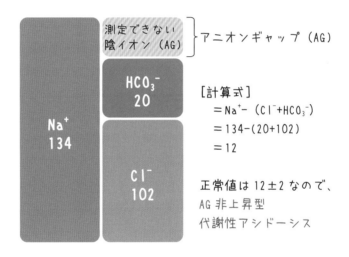

測定できない
陰イオン（AG）$\Big\}$ アニオンギャップ（AG）

HCO_3^-
20

Na^+
134

Cl^-
102

[計算式]
$=Na^+-(Cl^-+HCO_3^-)$
$=134-(20+102)$
$=12$

正常値は 12±2 なので、
AG 非上昇型
代謝性アシドーシス

症例❸の所見

☑ 下痢による体液喪失に伴う代謝性アシドーシスと考えられます。

☑ 食事摂取も困難なため、静脈栄養での治療を行う必要があります。

☑ 消化器症状について注意深く観察する必要があります。

症例❹

　Dさんは胆管炎で入院中であった。

　昨日から40℃の高熱を認め、今朝から意識が低下。血圧70/35mmHg、心拍数120bpm、SpO$_2$：94%（8Lマスク）、呼吸数30回/分であった。

```
【血液ガス分析】
pH7.28
PaCO₂：30mmHg      Na⁺：35mEq/L
PaO₂：80mmHg       Cl⁻：100mEq/L
HCO₃⁻：16mEq/L      乳酸：40mmHg
```

血液ガス分析を読む4ステップで考えてみましょう。

ステップ❶　pHをチェック
pH7.35よりも低いのでアシデミア

ステップ❷　pHの変化は呼吸性か？　代謝性か？
HCO$_3^-$：16mEq/Lなので代謝性

マスク8L：FIO$_2$：0.7（として計算）

　　P/F=80/0.7=114.3　　→　呼吸の評価　P/F
中等度の呼吸不全と考えられます。

ステップ❸　代償反応は適切か？
PaCO$_2$：27mmHgなので低値

上がる幅を「Δ」で示す

酸塩基平衡の種類	代償性変化の予測範囲
急性呼吸性アシドーシス	$\Delta HCO_3^- = \Delta PaCO_2 \times 0.1$
慢性呼吸性アシドーシス	$\Delta HCO_3^- = \Delta PaCO_2 \times 0.4$
急性呼吸性アルカローシス	$\Delta HCO_3^- = \Delta PaCO_2 \times 0.2$
慢性呼吸性アルカローシス	$\Delta HCO_3^- = \Delta PaCO_2 \times 0.4$
代謝性アシドーシス	$\Delta PaCO_2 = \Delta HCO_3^- \times 1.2$
代謝性アルカローシス	$\Delta PaCO_2 = \Delta HCO_3^- \times 0.6$

代謝性アシドーシスの場合、代償性変化の予測範囲の計算式は
$\Delta PaCO_2 = \Delta HCO_3^- \times 1.2$です。

症例❹を計算式に照らし合わせてみてみると、

$$(24_{(基準値)} - 16_{(実測値)}) \times 1.2 = 9.6$$
$$予測される PaCO_2 : 40 - 9.6 = 30.4 mmHg$$

現在の数値(30mmHg)と近似値であるため、適切な代償と判断することができます。

代謝性アシドーシス
があれば

ステップ❹ アニオンギャップの計算

代謝性アシドーシスのため以下の式で算出する。

計算式 : $Na^+ - (HCO_3^- + Cl^-)$を用いると

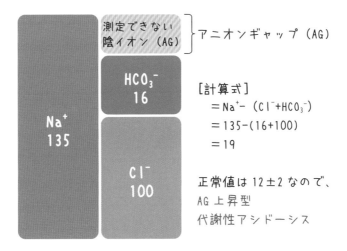

測定できない
陰イオン (AG) 〕アニオンギャップ (AG)

Na+
135

HCO3-
16

Cl-
100

[計算式]
 $= Na^+ - (Cl^- + HCO_3^-)$
 $= 135 - (16 + 100)$
 $= 19$

正常値は 12±2 なので、
AG 上昇型
代謝性アシドーシス

症例❹の所見

☑ 胆管炎→循環不全→嫌気性代謝が亢進し乳酸値上昇→代謝性アシドーシスと考えられます。

☑ 呼吸状態も悪く、感染症に対する治療を早急に行う必要があります。

⑦ 代謝性アシドーシスへの対応

代謝性アシドーシスに対する処置はいくつかあります。

　まず、症例④のように乳酸値が上昇した代謝性アシドーシスに対して考えてみます。乳酸値が上昇する要因には「6　代謝性アシドーシス」(p.52)で説明したとおり、❶低酸素、❷主要動脈の閉塞、❸血圧低下、循環血液量減少がありました。

　治療として、十分な酸素を投与すること、循環血液量を維持するための点滴を行うことが重要です。さらに、循環不全の原因が心機能低下であれば、心機能を維持するための薬剤などを用いる場合もあります。

　血圧低下の原因に感染症があるのだとしたら、原因である感染巣を取り除くことが重要になります。つまり、原疾患の治療を優先するということになります。

　一方、心筋梗塞や心筋炎などによって、急激に心機能が低下し急速な代謝性アシドーシスの進行を認める症例もあります。上記のように心機能を維持するための薬剤を使ったり、炭酸水素ナトリウム（商品の例：メイロン®静注7%）を使用することもあります。ただし、メイロン®静注7%は代謝性アシドーシスの根本的な解決にはなりません。そして、投与する際にはいろいろと注意すべき点があります。

---〈炭酸水素ナトリウムの考え方〉-----------------

適応
- 急速なアシドーシスの進行
- 重症の代謝性アシドーシス(pH<7.2、HCO_3^-:<10mEq/L)
- 呼吸性アシドーシスを合併していない

注意点

- 目標HCO_3^-:≧10mEq/L
- HCO_3^- 欠乏量の補充(目標-測定HCO_3^-)×0.5×理想体重(kg)

例 HCO_3^-:7mEq/L、理想体重60kg=(10-7)×0.5×60=90mEq
　　メイロン®静注7%=約110mLの投与※

- 血液ガス分析をチェックし、必要量の半分ずつ補充する。

※添付文書の用法・用量とは異なります。

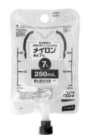

メイロン®静注7%
(写真提供：株式会社大塚製薬工場)

　組成
　HCO_3^-:0.83mEq/mL
　Na:0.83mEq/mL

※メイロン®には8.4%のものもあります。

臨床で使える知識③ ベースエクセス（BE）：塩基（HCO₃⁻）過剰

血液ガス分析の結果をみると、「BE」という項目があります。医師が「ベースエクセスはマイナス10か…」などと言いながら、何かを判断している様子を目にしたことはあるでしょう。

ベースエクセス（base excess：BE）とは代謝性塩基障害の指標です。正常な緩衝塩基（buffer base：BB）からどれくらい変動しているかを示しています。

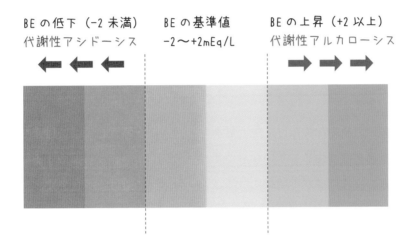

血液ガス分析をみたときに、BEがマイナスに極度に傾いているときは、「全身状態が悪い患者さんかもしれない」と考えながら、さまざまな処置を行っていくのがよいでしょう。適切な代償が行われているかをアセスメントし、呼吸・循環などの全身状態安定化のために指示を仰ぎ、観察を強化する必要があります。ただ、BEだけでは複合する病態まで判断することができないため、一般的にはHCO₃⁻やPaCO₂を用いて酸塩基平衡を評価することが多いです。

BEは塩基が過剰な状態を表すので、代謝性アシドーシスではマイナスになります。おおよそ「- 5」: 気をつける、「- 10」: 治療介入が必要、「- 15」: 急いで対応、という値を注意深くみてみましょう。

\ column /
臨床で使える知識④ **静脈血ガス分析**

　動脈血ガス分析の最大の問題点は、測定が難しいことです。ICUのように動脈ラインが挿入され、いつでも採取できるなら別ですが、一般病棟の患者さんには挿入されていません。病棟で動脈血ガスを採取するのであれば、医師が鼠径や橈骨動脈を直接穿刺しなければなりません。医師に依頼することや、動脈を針で穿刺するだけでも大変なのに、不穏で落ち着きのない患者さん、血圧が低く脈がなかなか触れないような患者さんであれば、なおさら大変です。

　一方、静脈血ガス分析は通常の採血と同様の手技のため簡便で、採取は看護師でも可能です。静脈血ガス、または末梢静脈や中心静脈カテーテルから採取することができます。患者さんにすでに中心静脈カテーテルが挿入されているのであれば、中心静脈サンプルの使用が望ましいです。

　ただ、血液ガス分析のためだけに中心静脈カテーテルを留置してはいけません。血栓や感染症といった合併症が生じやすいからです。また、末梢静脈から採取する際には、駆血帯を巻いたままの採取は値が不明瞭になることがあるので避けるべきです。

　静脈血ガスでは、静脈内酸素濃度、静脈内二酸化炭素濃度、静脈内pH、重炭酸イオン（HCO_3^-）濃度、静脈内オキシヘモグロビン飽和度を測定することができます。これらの中で最も有用なのは、PCO_2、pH、そしてHCO_3^-濃度です。これらの値は、患者さんの代謝性の問題を評価するのにとても役立ちます。さらに、SvO_2（静脈ヘモグロビンの酸素飽和度）は、敗血症性ショックや重症敗血症の場合、治療の方向付けに役立ちます。

　PCO_2、pH、HCO_3^-の3つの指標は、多少の差はありますが動脈血の濃度とほぼ一致します。さらに静脈血でも末梢血と中心静脈血でも若干の差があります。

〈動脈血ガス分析との差〉

	中心静脈	末梢静脈
pH	0.03〜0.05低い	0.03〜0.04低い
PCO_2	4〜5mmHg高い	3〜8mmHg高い
HCO_3^-	同じ	1〜2mEq/L高い

静脈血ガス分析を採取した際には、この表の値を参考にアセスメントすることをお勧めします。

PART

3

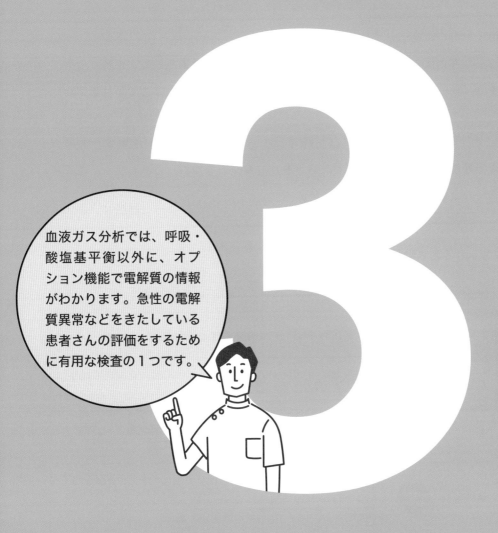

血液ガス分析では、呼吸・酸塩基平衡以外に、オプション機能で電解質の情報がわかります。急性の電解質異常などをきたしている患者さんの評価をするために有用な検査の1つです。

血液ガス分析でわかる

電解質

電解質って何だろう

　電解質とは、体の中にあるミネラルのことです。

　ミネラルは私たち人間が活動するうえで、非常に重要な役割を果たしています。少なすぎても、多すぎても、細胞や臓器の機能が低下し、重篤な状況になることがあります。

　ミネラルは水に溶けると、電気を帯びた**陽イオンと陰イオン**に分かれます。血液ガス分析でわかる電解質には、陽イオンであるナトリウム、カリウム、カルシウム、陰イオンであるクロール、重炭酸の５つがあります。

〈ヒトの体に含まれる主な電解質と役割〉

	電解質		正常値 (mEq/L)	役割
陽イオン	ナトリウム	Na⁺	139〜146	● 体の水分量と浸透圧の調節
	カリウム	K⁺	3.5〜5.5	● 神経の伝達・心臓・筋肉の収縮調整など
	カルシウム	Ca²⁺	5	● 神経の伝達、心臓・筋肉の収縮 ● 血液の凝固に関与
陰イオン	クロール	Cl⁻	101〜109	● 細胞外液の主なイオン、胃酸をつくる ● 胃酸をつくる
	重炭酸	HCO₃⁻	24〜28	● pHを正常化する緩衝作用

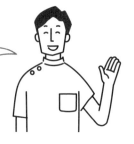

ここでは、
ナトリウム、カリウムについて
詳しくみていきます。

電解質の具体的な説明の前に

◉ **体液の組成**を理解しましょう

　人間の体の60％は水分ですが、そのうち、細胞の中にあるのが40％、細胞の外にあるのが20％になります。細胞の外の水は組織間液と血漿（血液）に分けられます。

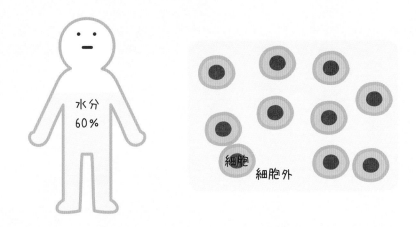

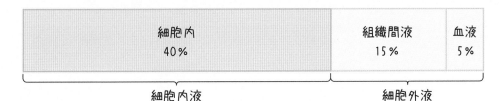

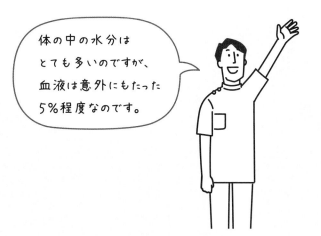

細胞内と細胞外の電解質

細胞内と細胞外に含まれる電解質について詳しくみていきましょう。

細胞内の電解質

細胞の中にはカリウムが
多く含まれています。細胞自体は
細胞膜という主に水しか通さない膜が
あります。なので、細胞内は一定の
電解質の濃度で保たれています。

細胞外の電解質

細胞の外にある組織間液や血漿の中には、
主にナトリウムやクロールなどが多く存在
しています。これらの電解質は血管壁の中に
存在します。
血液ガス分析でみるのは、血漿に存在する
電解質です。

正常値

ナトリウム **Na⁺** ：135〜145mEq/L

クロール **Cl⁻** ：97〜106mEq/L

カリウム **K⁺** ：3.5〜4.5mEq/L

カルシウム **Ca²⁺** ：8.5mEq/L

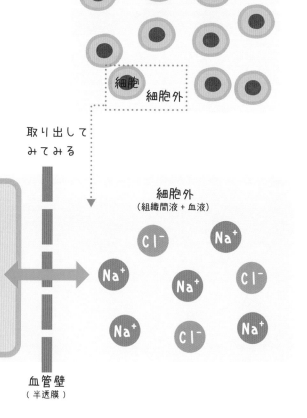

電解質の具体的な説明の前に

🌀 浸透圧を理解しましょう

濃度の違う食塩水を凹型の容器の中心に半透膜といわれる膜を挟み、濃度の濃い食塩水と薄い食塩水の2種類を同じ量だけ注いでいきます。

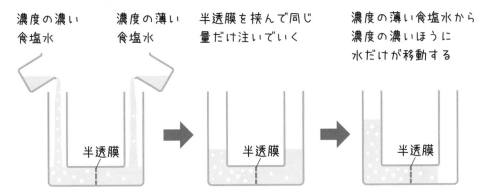

濃度の濃い
食塩水

濃度の薄い
食塩水

半透膜を挟んで同じ
量だけ注いでいく

濃度の薄い食塩水から
濃度の濃いほうに
水だけが移動する

すると濃度の薄い食塩水から濃度の濃いほうに水だけが移動しているのがわかります。つまり、半透膜によって、濃度の低いほうから高いほうへ、水を引き寄せるということです。この力を浸透圧といいます。

細胞膜、血管壁は半透膜となっており、細胞内・細胞外液に含まれるNa^+をはじめとする電解質のバランスが維持されているのです。

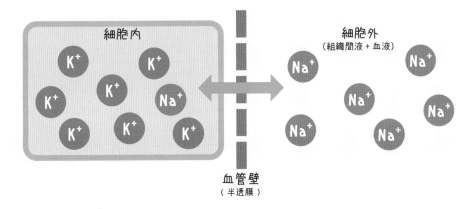

ワンポイント

浸透圧は、＝2×血漿Na(mEq/L) + 血糖値(mg/dL)/18 +尿素窒素(mg/dL)/2.8で計算され、正常値は、275－290mOsm(ミリオスモル)/kgです。

浸透圧は約90％がNa^+で規定されています。ですので、臨床では便宜的に、Na^+濃度を2倍にして換算することがあります。血管の中のNa^+濃度が高い、つまり、浸透圧が高いと、生体は血管の中に水を保持しようとします。結果として浮腫などの症状が出てきます。

3 ナトリウム Na⁺

ナトリウム（Na⁺）は循環血液量を調整するうえで、非常に重要な役割をもちます。

最も重要なのは、細胞内外を行き来する水の調整に大きく関与しているということです。

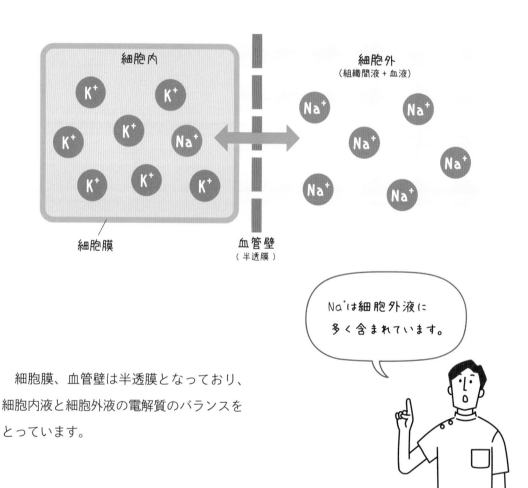

Na⁺は細胞外液に
多く含まれています。

細胞膜、血管壁は半透膜となっており、
細胞内液と細胞外液の電解質のバランスを
とっています。

Na⁺の異常には、高ナトリウム血症と低ナトリウム血症がありますが、これらのNa⁺の異常には脱水が大きく関連しています。脱水には大きく分けて、低張性脱水、高張性脱水、等張性脱水があります。

高張性脱水（水欠乏性脱水）

　水分が摂取できなかった場合、血管と細胞間液の水分のみが減少します。すると、細胞外液のNa⁺濃度が上昇し、高ナトリウム血症となります。

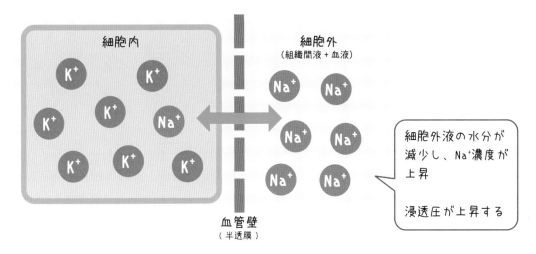

　細胞外液の浸透圧が上昇したことによって、細胞内から水を引き込もうとする力が強くはたらきます。すると、細胞内液の水分が適正量に保たれなくなります。全体的に水分不足になり、脱力などの症状が生じます。

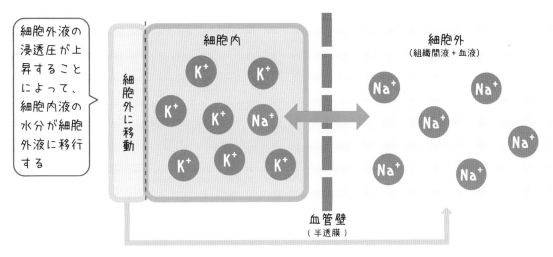

　高ナトリウム血症となった場合の治療は、基本的には水分の補給です。臨床においては、自由水である5％ブドウ糖を投与し、血液ガス分析などでNa⁺をモニタリングしていきます。

　MEMO　自由水とは、細胞内と細胞外の水分を補給するための水のことです。
　　　　ブドウ糖は、体の中に入るとエネルギーとして消費されます。残るのは水だけになり、浸透圧の影響を受けることなく、細胞内と細胞外の両方に水分を補充することができます。
　　　　そのため、高ナトリウム血症の際の水の補給として、5％ブドウ糖が用いられます。

低張性脱水

多量の発汗があるにもかかわらず、水のみを摂取しすぎた場合、細胞外液に水分のみが蓄積してしまいます。

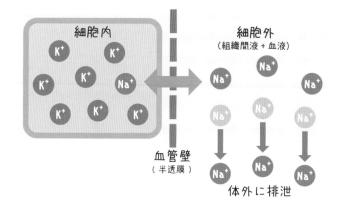

ナトリウム（Na⁺）の減少が起こり、細胞外液のNa⁺濃度が減少します。その結果、細胞内液の浸透圧が高まり、細胞外液から細胞内への水分の移行が起こります（細胞浮腫）。

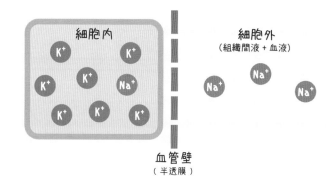

細胞外液から、細胞内へ水分の移行が生じた結果、細胞外液の水分が不足してしまいます。

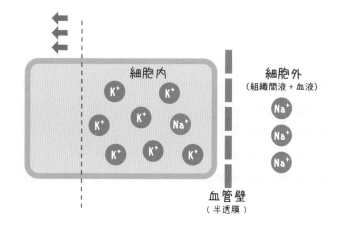

結果的に、循環血液量が維持できなくなるため、脱水症状が出現します。

発汗などの症状があった場合には、水だけでなく、ナトリウムも一緒に摂取する必要があるという根拠がここにあります。

等張性脱水

術後の出血などによって生じる脱水です。

出血などによって、細胞外液の中の水とナトリウム（Na⁺）が同時に喪失した場合、細胞外液の中のNa⁺濃度は変わりません。したがって、浸透圧の上昇は生じず、細胞内液からの水分の移行は起こりません。

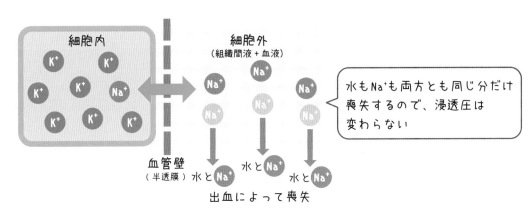

水もNa⁺も両方とも同じ分だけ喪失するので、浸透圧は変わらない

脱水について整理すると…

高張性脱水	低張性脱水	等張性脱水
水が不足し 細胞外液中のNa⁺濃度が上昇することで生じる	水が多くなり、細胞外液中のNa⁺濃度が低下して生じる	細胞外液全体が不足することによって生じる

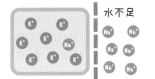
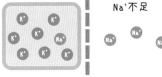
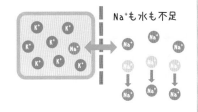

の3種類があり、それぞれNa⁺が大きく関連しています。

いずれの脱水もNa⁺のモニタリングが非常に重要です。血液ガス分析の結果から、Na⁺の推移をみて、この患者さんがどのタイプの脱水なのか、何をしなければいけないのかについて考える重要な情報になるでしょう。

臨床的には、脱水のタイプを厳密に分けることは難しく、どのタイプも併存して生じることが多いとされています。患者さんの臨床症状をみながらアセスメントすることが重要です。

ナトリウムの異常❷ 低ナトリウム血症

　ナトリウム（Na^+）は細胞外液に多く含まれており、体を動かすために非常に重要な電解質の１つです。

　血液ガス分析を行った際に、Na^+濃度が低い場合には補正が必要になります。

〈低ナトリウム血症の原因〉

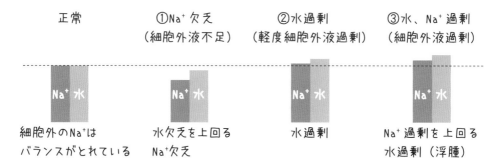

低ナトリウム血症だからといってNa^+が少ないばかりではありません。
低ナトリウム血症には以下の３つの原因が想定されます。

①体液が全体的に減少するタイプです。嘔吐や下痢などによって、体液が外に出た場合、水がNa^+も喪失しますが、水よりもNa^+のほうが欠乏した場合に生じます。

②Na^+の濃度は変わらないのですが、水分が増加するタイプです。**過剰飲水や抗利尿ホルモン不適合分泌症候群などの利尿にかかわるホルモンの異常によって、体内に水分が過剰に保持される場合にNa^+に対して水が多くなります。**

③水分とNa^+の両方が増加するタイプです。このタイプは浮腫をきたすような疾患、すなわち心不全や腎不全、肝硬変などの疾患でみられます。

低ナトリウム血症のほとんどの場合、水過剰による相対的低ナトリウム血症のことが多いといわれています。

低ナトリウム血症の症状

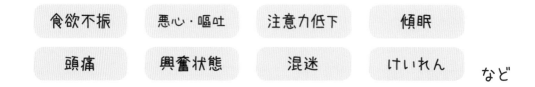

　症状をみると、中枢神経障害がメインであることがわかります。中枢神経障害とは、簡単にいうと意識状態が悪くなることです。

低ナトリウム血症のとき、血管内のNa$^+$濃度が低下しているため、血管内の浸透圧は低下しています。その結果、細胞内液の浸透圧は相対的に上昇し、細胞がむくんでしまいます。

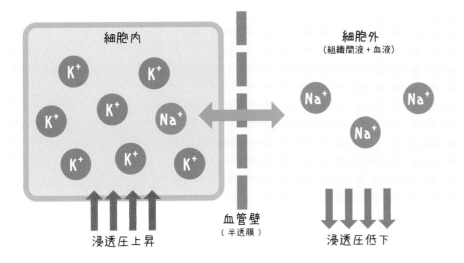

　細胞の浮腫が脳で生じると、**脳浮腫**となってしまいます。

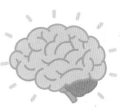

　軽い低ナトリウム血症であれば、脳浮腫もそれほど生じませんが、高度で急速に進行した低ナトリウム血症の場合、脳浮腫が強く生じてしまいます。その結果、意識状態が悪くなってしまうのです。

〈低ナトリウム血症の重症度〉

血清Na濃度	発症時期	症状
軽度 130〜135mEq/L	急性 48時間以内	嘔気・混乱・頭痛
中等度 125〜129mEq/L		
高度 <125mEq/L	慢性 48時間以上	傾眠・けいれん・昏睡

Spasovski G, Vanholder R, Allolio B, et al. Clinical practice guideline on diagnosis and treatment of hyponatraemia. *Eur J Endocinol* 2014; 170: G1-G47.

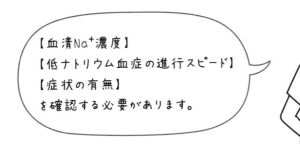

【血清Na$^+$濃度】
【低ナトリウム血症の進行スピード】
【症状の有無】
を確認する必要があります。

🅖 低ナトリウム血症の治療

　低ナトリウム血症の補正の際に最も注意しなければならないことは、Na^+補正の速度です。その理由は、合併症として、浸透圧性脱髄症候群という元には戻らない脳の後遺症を起こす可能性があるからです。

　脳細胞は、細胞外液の浸透圧変化に合わせて細胞内の浸透圧を調節する機構があります。せっかく均衡を保とうとしている脳細胞に対して、低ナトリウム血症だからといって、Na^+の補正をガンガン行うと細胞外液の浸透圧が相対的に上昇し、結果的に細胞内脱水をきたしてしまうのです。

〈浸透圧性脱髄症候群〉

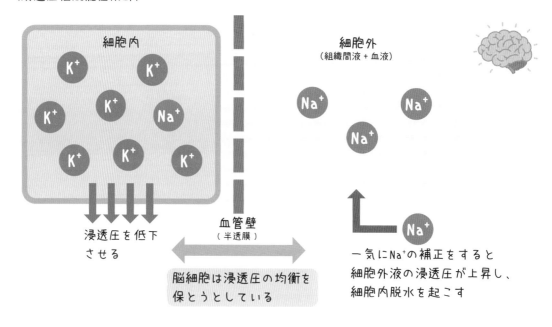

〈低ナトリウム血症の補正速度〉

急性変化（48時間以内）　→　24時間で12mEq/Lの上昇までに止める

慢性変化（48時間以上）　→　24時間で8mEq/Lの上昇までに止める

救急外来などで明らかになった低ナトリウム血症については、急性か慢性かわからないので、慢性変化として、補正を開始するのが妥当と考えられています。

Na^+補正の際には、血液ガス分析などによって、Na^+濃度の確認をこまめに行う必要があります。

補正する方法には内服、点滴の2パターンがあります。しかし、点滴などの補正の前に水分制限について理解する必要があります。

低ナトリウム血症は相対的に自由水（細胞外や細胞内を自由に行き来する水）が多い状態です。ですので、水分制限を行うことが重要です。

めやすとしては、800～1000mL/日から開始し、血液ガス分析によるNa^+値をみながら調整する必要があります。

補正方法❶　塩化ナトリウムの内服

塩化ナトリウム（NaCl）1～3g/日から開始して適宜、調整します。

NaClを内服してもらうのでもOKですが、食事でご飯にふりかけるのでも問題ありません。

補正方法❷　生理食塩水の点滴

細胞外液量が減少する低ナトリウム血症では生理食塩水の点滴を用いることが多いです。

しかし、生理食塩水に含まれるNaClはそれほど多くはなく、自由水も一緒に負荷してしまうため、コントロールしにくい方法にはなります。

細胞外液量が正常の低ナトリウム血症で、水分制限やNaCl負荷を行ってもまだなお低ナトリウム血症が改善しない場合、高濃度生理食塩水（3％）の点滴を行うことが多いです。

注意！　血液ガス分析でのこまめなNaモニタリングが必要！

- 投与速度は1mL/kg/時で投与した場合には、1時間あたり、1mEq/Lの上昇が見込まれます。低ナトリウム血症の患者さんに対して、点滴でナトリウムの補正をする際には、流量をしっかりと考える必要があります。

- 血液ガス分析などを用いて、こまめな血清ナトリウム濃度のチェックを行い、急激な上昇などがあった場合には、すぐに報告する必要性について理解してください。

4 カリウム K⁺

　カリウム（K⁺）は神経や筋肉の興奮、伝達、収縮などにかかわる重要な電解質です。

　体内に含まれる総K⁺値は、体重1kgあたり30〜50mEqといわれています。体重60kgであれば大体1800〜3000mEqということです。

　注目すべきは**K⁺の約98%が細胞内に存在している**ということです。細胞外のK⁺は全体の約2％で、血管内の総K⁺値は10〜20mEqといわれています。

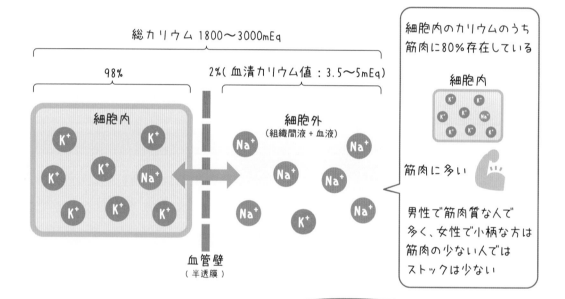

総カリウム 1800〜3000mEq

98%　　　　2%(血清カリウム値：3.5〜5mEq)

細胞内

細胞外
（組織間液＋血液）

血管壁
（半透膜）

細胞内のカリウムのうち
筋肉に80%存在している

細胞内

筋肉に多い

男性で筋肉質な人で
多く、女性で小柄な方は
筋肉の少ない人では
ストックは少ない

　血管の中に含まれる総カリウム量は10〜20mEqになります。

　血液ガス分析で測定される**K⁺の正常値は3.5〜5mEq/L**です。

　この濃度で調整されている背景には多くのK⁺が細胞内にプールされているということを理解する必要があります。

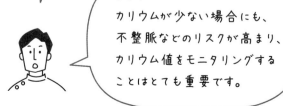

血清カリウムの急激な上昇は、
心停止などの致死的な作用を
引き起こす可能性があるので、
とても注意が必要です。

また、
カリウムが少ない場合にも、
不整脈などのリスクが高まり、
カリウム値をモニタリングする
ことはとても重要です。

カリウムの異常❶　低カリウム血症　血清カリウム値 3.5mEq/L未満

　食事や点滴からカリウム（K⁺）を 1 日に100mEqほど摂取する必要があるといわれています。このK⁺が 1 日に血液中に入ってきますが、血液中の総K⁺値は10〜20mEqでした。一度に多くのK⁺が血液中にプールされないように細胞内に迅速に移動するシステムがはたらきます。

　このシステムで重要な因子は、インスリンとアルカローシスの 2 つがあり、低カリウム血症の原因となるので注意が必要です。なお、嘔吐や下痢も、大量のK⁺が失われる原因となり得ます。

 ここではインスリンとアルカローシス、2つの作用についてみていきましょう。

低カリウム血症の原因

❶ インスリン

　インスリンは血中のブドウ糖を細胞内に引き込むことで血糖値を下げるはたらきがあります。そして、ブドウ糖が細胞内に取り込まれるプロセスで、血中のK⁺も細胞内に取り込まれます。そのためインスリンを投与することで、血中のK⁺が減少するといった現象が起こります。

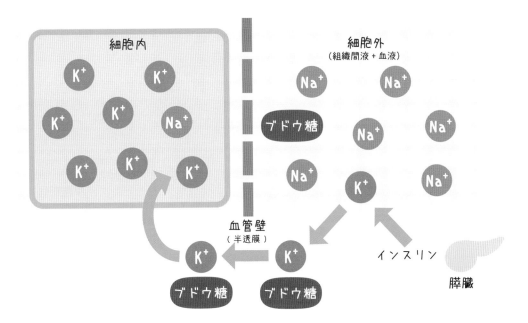

インスリン製剤の頻回の投与によって低カリウム血症となることが臨床で多く生じます。

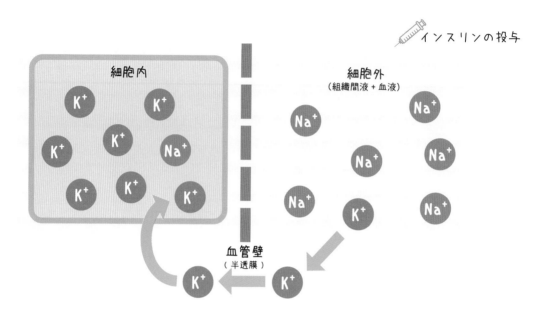

また、5〜10％ブドウ糖液の持続投与によって膵臓から分泌されるインスリンが多くなることで、結果として低カリウム血症となることがあります。

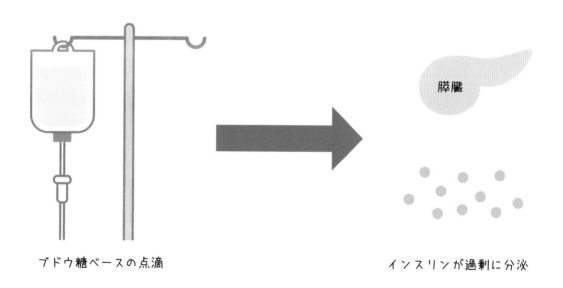

ブドウ糖ベースの点滴　　　　　　　　　　インスリンが過剰に分泌

細胞外　→　細胞内　へのカリウムの移動が生じる

❷ アルカローシス

体の中には、陽イオンと陰イオンがあります。

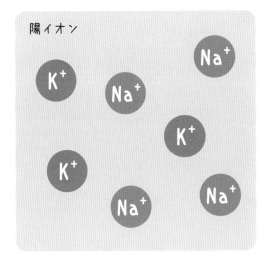

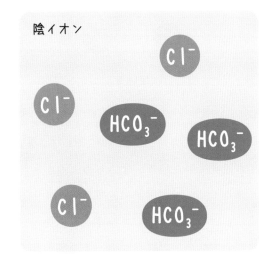

同じ区画に入ると、陽イオンと陰イオンは電気的に中性を保つためにひかれあいます。

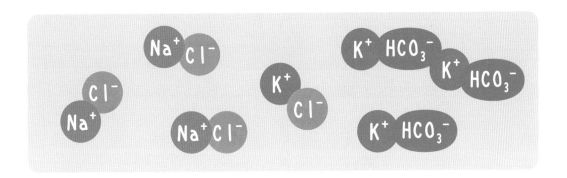

このことは体内のどこにでも起こり得ます。

尿を再吸収する尿細管の中で生じた場合、尿中にはカリウム（K^+）などの電解質が含まれています。しかし、そこに重炭酸イオン（HCO_3^-）が増加する病態（アルカローシス）では、K^+とHCO_3^-がひかれあい、K^+は最終的にHCO_3^-と一緒に排泄されます。

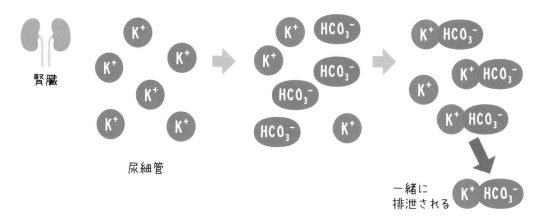

代謝性アルカローシスなど、体内に重炭酸イオン（HCO₃⁻）が多くなったとき、この作用が活発にはたらき、低カリウム血症となることがあります。

また、ループ利尿薬は尿細管でのナトリウム（Na⁺）やカリウム（K⁺）の再吸収を阻害することから、尿中にK⁺が排泄され低カリウム血症となります。

血液ガス分析の結果によって、高カリウム血症や低カリウム血症を見つけた際には、背景に何があるのかを推察し、適切に対応する必要があります。またK⁺値の異常によって、不整脈などイベントが生じる可能性があります。

血液ガス分析を用いることによって、これらの異常を予測したケアが可能となるのです。

❸ その他の原因：β刺激薬の吸入

カテコラミンの一種であるβ刺激薬は細胞内にK⁺を引き込む作用があります。結果的に、細胞外液から細胞内へK⁺の移動が生じ、低カリウム血症となります。

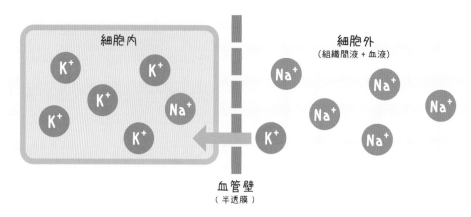

救急外来に気管支喘息などで来院された患者さんで、低カリウム血症を呈し、心電図変化を認める症例もあります。喘息発作などによってβ刺激薬の吸入薬を頻回に用いていることが背景にあることも考慮しつつ、問診などを行う必要があるでしょう。

低カリウム血症の症状

　血液ガス分析で明らかになった低カリウム血症に対して、それを適正にするための介入が必要になります。

急性症状 ➡ 脱力感、嘔気、倦怠感、多尿

　脱力感は弛緩性麻痺ともいわれますが、手足の動かしにくさなどから、立ち上がれない、呼吸ができないといった重症まで症状の幅が広いというのが特徴です。

　緊急入院などの場合には、上記の症状を認めた場合には、電解質の異常などを疑うことも必要かもしれません。

不整脈 ➡ QT延長、ST低下、T波減高（平坦化）、U波増高

　特にQT延長については、放置しておくとVTやVFなどの致死的な不整脈を引き起こす可能性があります。QT延長を伴うT波に続いた多形性心室頻拍（Torsade de pointes：トルサード（デ）ポアント）などの原因にもなり得ます。

　慢性心不全などの患者さんでは、このような不整脈が低カリウム血症にて誘発されることが多いため、血液ガス分析でこまめにK$^+$値を確認し、血清K$^+$濃度を4 mEq/L以上と少し高めに管理することが多いです。

〈トルサード（デ）ポアントの例〉

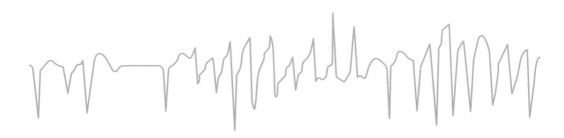

🔘 低カリウム血症の治療

低カリウム血症に対する点滴による補正方法は施設によって異なるので、病院内の投与ルールをしっかりと確認しましょう。

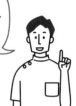

血液ガス分析による
こまめなカリウムチェックが
必要になります。

❶ 末梢静脈からのKCL注での補正

投与速度	希釈濃度
20mEq/時	40mEq/時

例 生理食塩水500mLにKCL 20mEqを溶解し1時間で点滴

❷ 中心静脈からのKCL注での補正

投与速度	希釈濃度
20mEq/時	100mEq/時

例 生理食塩水100mLにKCL 10mEqを溶解し1時間で点滴

❸ 内服薬での補正

K⁺の含有は8mEq/g

塩化カリウム
- 腸管で吸収し血中に移行したK⁺が、そのまま血管内にとどまりやすい。

K⁺の含有は約3mEq/g

アスパラギン酸カリウム・グルコン酸カリウム
- 肝臓で重炭酸へ代謝された後、K⁺の大半は細胞内へ入る。
- 数日単位で低カリウム血症を補正したいときには、あまり効果がない。
- 栄養状態などが長期的に悪い患者さんに対して細胞内液のK⁺の不足を補う目的で使うことが多い。

血液ガス分析では低カリウム血症だけでなく、高カリウム血症についても発見することができます。

低カリウム血症よりは頻度は少ないですが、腎機能が低下した患者さんなどでは多くみられる現象です。

🌀 高カリウム血症の原因

原因はいくつか考えられます。

ここでは、偽性高カリウム血症、腎機能低下、K^+過剰摂取、K^+の細胞外へのシフト、K^+の排泄障害について説明します。

❶ 偽性高カリウム血症

採血のとき陰圧をかけすぎてしまうと、赤血球は溶血してしまい、採血管の中でK^+が遊離してしまいます。

血液ガスを採取するときも、シリンジを強く引きすぎることで溶血してしまうことがあります。

ですので、シリンジを引いたときに少しでも抵抗がある場合には注意が必要です。

❷ 腎機能低下

腎臓機能が低下し、腎臓からのK^+の排泄が促されなければ、K^+は蓄積されます。

高カリウム血症をみたときに、腎機能低下のめやすとしては、

eGFR：$60mL/min/1.73m^2$、あるいは、クレアチニンクリアランス：60mL/minとされています。これらのデータは低ければ低いほど、高カリウム血症のリスクは高く、腎不全がある患者さんのデータはチェックするようにしましょう。

❸ カリウムの過剰摂取

K^+の多い代表的な食品は、野菜や果物です。

健康な人が多くの果物を摂取して高カリウム血症になるのかというと、ほとんどそうではありません。しかし、腎不全の患者さんが多くの果物を食べるとK^+の排泄が不足するので、容易に高カリウム血症になり得ます。

④ アシドーシス

アシドーシスの場合、細胞外の水素イオン（H^+）濃度が高くなっています。すると、細胞内にH^+を取り込むはたらきが生じ、その代わりに電解質のバランスを維持するために、細胞内から細胞外へカリウム（K^+）の移動が生じます。結果的に、高カリウム血症となるのです。

⑤ カリウムの排泄障害

代謝性アシドーシスの場合、重炭酸イオン（HCO_3^-）が低下します。HCO_3^-はK^+と結合して尿細管から尿として排泄されますが、HCO_3^-が少ないと、K^+が一緒に尿として排泄することが難しくなります。血液ガスをみて、代謝性アシドーシスなのかどうかを判断し、高カリウム血症の原因になり得るのかについてアセスメントする必要があります。

一般病棟で、呼吸状態が悪化したり、突然の腹痛を訴えたり、顔色が悪かったりでチアノーゼが全身に生じていたりなど、患者さんの状態が悪くなってしまう状況に必ず遭遇すると思います。
こんなとき、看護師として、フィジカルアセスメントをするのはもちろん、患者さんをアセスメントするうえの情報の1つとして、血液ガス分析でスクリーニングすることは重要だと思います。

血圧低下など敗血症の症状がある場合には、乳酸値が上がっているかもしれません。頻呼吸がある場合には、代謝性のアシドーシスの代償をしているのかもしれません。患者さんの状態悪化の際には、血液ガスで重症化の予兆のようなものを、こうした乳酸値やHCO_3^-などによって「当たり」をつけることができます。

看護師も、血液ガスを理解してアセスメントに活用しましょう！

その他にも、高カリウム血症を
引き起こす原因があります。

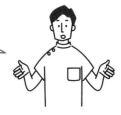

例えば… ── 細胞の破壊により高カリウム血症 ──

● 横紋筋融解症
（自宅でずっと倒れていた患者さんで挫滅などがある場合など）

● 腫瘍崩壊症候群
（腫瘍量が多いときの化学療法で生じやすい）

── 薬剤性の高カリウム血症 ──

● スピノロラクトン（アルダクトン®）

● エプレレノン（セララ®）

腎機能を悪くする ● NSAIDs

● ACE阻害薬

● ARB

● レニン阻害薬

● カルシニューリン阻害薬

免疫抑制時の
ニューモシスチス肺炎予防に
使われることが多い ● ST合剤

● ベナンバックス

● ナファモスタット

● 該当する薬剤を使用する前に、電解質・腎機能を必ず確認する。

● 投与開始後には、血液ガスなどでこまめにチェックを行う。

　高カリウムの原因を考えるとともに、高カリウム血症によって高まる不整脈などのリスクを念頭におき、ケアを考える必要があります。また、放置するのではなく、血液ガス分析でカリウムをこまめチェックすることで、急変を予防することが可能となるのです。

🔵 高カリウム血症の症状

　血液ガス分析で明らかになった高カリウム血症に対しては、不整脈などのリスクが高まるため、適切な介入が必要になります。

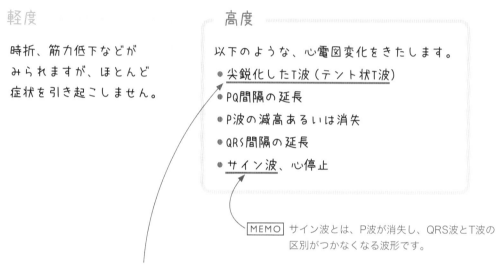

軽度

時折、筋力低下などがみられますが、ほとんど症状を引き起こしません。

高度

以下のような、心電図変化をきたします。
- 尖鋭化したT波（テント状T波）
- PQ間隔の延長
- P波の減高あるいは消失
- QRS間隔の延長
- サイン波、心停止

MEMO サイン波とは、P波が消失し、QRS波とT波の区別がつかなくなる波形です。

MEMO T波の変形は高カリウム血症のときに、最も早期に出現する心電図変化で、左右対称性で狭い尖り方をする点が特徴的です。

〈高カリウム血症の際に見られる心電図変化〉

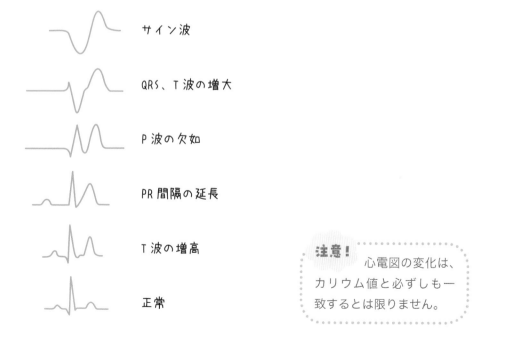

サイン波

QRS、T波の増大

P波の欠如

PR間隔の延長

T波の増高

正常

注意！ 心電図の変化は、カリウム値と必ずしも一致するとは限りません。

🕖 高カリウム血症の治療

　高カリウム血症は、適切に治療を行わないと短時間のうちに重篤な状況となる可能性があるため、とても慎重に介入する必要があります。

軽度
- カリウム制限
- 利尿促進

高度
- カルシウム剤
- 重炭酸ナトリウムの投与
- ブドウ糖−インスリン療法（GI療法）

MEMO 臨床で高カリウム血症の患者に対してよく用いられる方法です。
インスリンの性質を利用した治療で、インスリンを投与することによって細胞外のカリウムを細胞に移行させます。
血糖値が高くない人に対してインスリンを投与すると低血糖になってしまうので、50％ブドウ糖を一緒に投与します。

> GI療法などの介入後には、血液ガス分析によるこまめなK⁺チェックが必要になります。

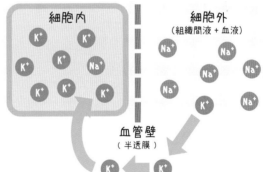

インスリンの投与

細胞内
細胞外（組織間液＋血液）
血管壁（半透膜）

　高カリウム血症の治療は、緊急処置を要する場合があります。

　即効性のある治療から優先的に選択していきます。

〈一例〉
❶ Ca^{2+}製剤：グルコン酸カルシウム（カルチコール）；1〜3Aゆっくり静注
❷ 重炭酸Na: 炭酸水素ナトリウム（メイロン®）；1mEq/kg、50〜100mL
❸ ブドウ糖−インスリン：10％ブドウ糖500mL+インスリン10単位/60分以上
❹ イオン交換樹脂：ポリスチレンスルホン酸カルシウム（カリメート®）、ポリスチレンスルホン酸ナトリウム（ケイキサレート®）；経口は20g、注腸は50g
❺ 血液透析
❻ 利尿薬：フロセミド（ラシックス®）

> 高カリウム血症の程度やその症状によって、上記のような治療が選択されることを理解する必要があります。

PART 3 血液ガス分析でわかる　電解質

103

ま　と　め

　一般病棟で働く看護師は、血液ガス分析に触れる機会が少ないかもしれません。だからといって、血液ガス分析を理解しなくてもいいということはありません。

　一般病棟でも血液ガス分析が必要な場面がいくつもあります。例えば、朝からぐったりとしている患者さんの背景には、循環不全や呼吸不全があるかもしれません。このような患者さんに対して血液ガス分析を用いることで、酸塩基平衡、乳酸値などの重症化を判断できるような情報がわかります。

　代謝性アシドーシスや呼吸性アシドーシスが明らかとなれば、早急な介入が必要になります。

　血液ガス分析をまず採取する、そして血液ガス分析を判断して、次の治療やケアにつなげるという行動が必要になります。

　1つ1つの行動が患者さんの重症化を防ぐためのケアのきっかけとなるはずです。ぜひ血液ガス分析をマスターして、臨床に活かしてください。

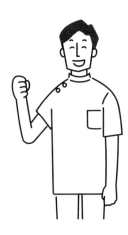

引用・参考文献

1）West JB. Respiratory Physiology: The Essentials. PA: Lippincott Williams & Wilkins; 2012.

2）Hughes JMB. Pulmonary gas exchange. Lung Function Testing. European Respiratory Monograph 2005; 31: 106.

3）Horner RL, Bradley TD. Update in sleep and control of ventilation 2006. *Am J Respir Crit Care Med* 2007; 175: 426-431.

4）ABG interpretation for nurses. NurseEdu.com.2020

5）Dooley J, Fegley A. Laboratory monitoring of mechanical ventilation. *Crit Care Clin* 2007; 23: 135-148.

6）寺島秀夫：過剰栄養投与の有害性とモニタリング：重症患者の栄養療法はoverfeedingの正しい理解から始まる．Intensivist 2019；11（2）：327-333．

7）日本呼吸ケア・リハビリテーション学会 酸素療法マニュアル作成委員会，日本呼吸器学会 肺生理専門委員会編：酸素療法マニュアル．メディカルレビュー社，東京，2017．

8）Miller RD, Eriksson LI, Fleisher LA, et al. Miller's Anesthesia E-Book. Elsevier Health Sciences; 2014: 3312.

9）Dzierba AL, Abraham P. A practical approach to understanding acid-base abnormalities in critical illness. *J Pharm Pract* 2011; 24: 17-26.

10）Ayers P, Warrington L. Diagnosis and treatment of simple acid-base disorders. *Nutr Clin Pract* 2008; 23: 122-127.

11）Whittier WL, Rutecki GW. Primer on clinical acid-base problem solving. *Dis Mon* 2004; 50: 122-162.

12）Woodruff DW. Six steps to ABG analysis. *Nurs Crit Care* 2007; 2: 48.

13）今井圓裕編著：腎臓内科レジデントマニュアル．診断と治療社，東京，2015．

14）日本腎臓学会編：エビデンスに基づくCKD診療ガイドライン 2018．日本腎臓学会誌 2018；60（8）：1037-1193．

15）飯野靖彦：酸塩基平衡．日本腎臓学会誌 2001；43（8）：621-630．

16）日本版敗血症診療ガイドライン 2020 特別委員会編：日本版敗血症診療ガイドライン 2020．日本集中治療医学会雑誌 2021；28（Suppl）．

17）柴垣有吾：酸塩基平衡の生理学の基本：臨床医の立場から．Nephrology Frontier 2012：11（1）：22-27．

18）Warnock DG. Uremic acidosis. *Kidney Int* 1988; 34: 278-287.

19）Gosmanov AR, Gosmanova EO, Dillard-Cannon E. Management of adult diabetic ketoacidosis. *Diabetes Metab Syndr Obes* 2014; 7: 255-264.

20）Perez GO, Oster JR, Rogers A. Acid-base disturbances in gastrointestinal disease. *Dig Dis Sci* 1987; 32: 1033-1043.

21）Galla JH. Metabolic alkalosis. *J Am Soc Nephrol* 2000; 11: 369-375.

22）Foster GT, Vaziri ND, Sassoon CS. Respiratory *alkalosis. Respir Care* 2001; 46: 384-391.

23）Adrogué HJ, Madias NE. Management of life-threatening acid–base disorders. *N Engl J Med* 1998; 338: 26-34.

24）太田樹，内田俊也：I. 水・ナトリウム代謝異常．日本内科学会雑誌 2015；104（5）：906-916．

25）菱田明：1. 乏尿・脱水時．日本内科学会雑誌 2003；92（5）：750-756．

26）越川昭三，小岩文彦：2. 高Na血症と低Na血症．日本内科学会雑誌 1991；80（2）：162-167．

27）猿田享男：4. 高カリウム血症・低カリウム血症．日本内科学会雑誌 1991；80（2）：174-178．

28）吉田雄一，柴田洋孝：Ⅲ. 低カリウム血症と内分泌疾患．日本内科学会雑誌 2020；109（4）：718-726．

29）岩間信太郎，有馬寛：Ⅰ. 低ナトリウム血症と内分泌疾患．日本内科学会雑誌 2020；109（4）：705-711．

30）日本内分泌学会編：内分泌代謝科専門医研修ガイドブック．診断と治療社，東京，2018．

31）山内美香：Ⅴ. 低カルシウム血症と内分泌疾患．日本内科学会雑誌 2020；109（4）：733-739．

血液ガスに関連する略語・化学式

略語・化学式	英語	日本語	ページ
$A\text{-}aDO_2$	alveolar-arterial oxygen difference	肺胞気動脈血酸素分圧較差	24
AG	anion gap	アニオンギャップ	65
AL	argon	アルゴン	4
ARDS	acute respiratory distress syndrome	急性呼吸窮迫症候群	29
BB	buffer base	緩衝塩基	77
BE	base excess	ベースエクセス	77
Ca^{2+}	calcium ion	カルシウムイオン	vii, 80
Cl^-	crawl ion	クロールイオン	vii, 80
CO_2	carbon dioxide	二酸化炭素	4
FIO_2	fraction of inspired oxygen	吸入気酸素濃度	3
H^+	hydrogen	水素イオン	40
H_2CO_3	carbonic acid	炭酸	43
Hb	hemoglobin	ヘモグロビン	18
HCO_3^-	bicarbonate ion	重炭酸イオン	42
ICU	intensive care unit	集中治療室	78
K^+	potassium ion	カリウムイオン	vii, 80, 92
N_2	nitrogen	窒素	4
Na^+	sodium ion	ナトリウムイオン	vii, 80, 84
O_2	oxygen	酸素	4
P/F比	PaO_2/FIO_2	吸入酸素濃度	26
$PaCO_2$	partial pressure of arterial carbon dioxide	動脈血二酸化炭素分圧	22
PaO_2	partial pressure of arterial oxygen	動脈血酸素分圧	2, 18
P_AO_2	partial pressure of alveolar oxygen	肺胞の中の酸素分圧 (肺胞気酸素分圧)	24
pH	pondus hydrogenii	水素イオン濃度指数	40
SaO_2	arterial O_2 saturation	動脈血酸素飽和度	18
SpO_2	saturation of percutaneous oxygen	経皮的動脈血酸素飽和度	19

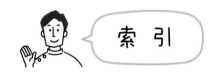

索引

欧文・略語・化学式・数字

※その他の略語・化学式はp.106をご覧ください。

ナースが書いた
看護に活かせる血液ガスノート

2023年2月22日　第1版第1刷発行	著　者	春名　純平
	発行者	有賀　洋文
	発行所	株式会社 照林社
		〒112-0002
		東京都文京区小石川2丁目3-23
		電話　03-3815-4921（編集）
		03-5689-7377（営業）
		https://www.shorinsha.co.jp/
	印刷所	共同印刷株式会社